¿Desnutres a tus hijos?

Ahlam Essaoui

¿Desnutres a tus hijos?

Título: *¿Desnutres a tus hijos?*
© 2020, Ahlam Essaoui

Autoedición y Diseño: 2020, Ahlam Essaoui

Primera edición: febrero de 2020
ISBN-13: 978-84-18489-01-3

Agradecimientos

Tengo mucho que agradecer.

En primer lugar, agradecer a mi madre Naziha, por haber financiado mi proyecto, sin ella no habría sido posible. A mi suegra por las maravillosas ideas que me ha aportado, y por el apoyo incondicional. Agradecer al ilustre Juan Verde Asorey, profesor de Filosofía Y Ética, en la Universidad de Extremadura, por sus innumerables consejos. Gracias por su tremenda paciencia y por su ayuda en la corrección de muchos de los capítulos que leerás en este libro. Es un honor haber compartido charlas con él.

Y en especial a mi pareja Adrian R.M, por apoyarme y animarme en todo lo que me propongo. Es un gran pilar en mi vida junto a nuestra hija salma. Gracias a ella adquirí todos los conocimientos que ahora plasmo en este libro.

Gracias a ellos voy evolucionando en este maravilloso viaje llamado vida.

Gracias a todos.

Testimonios

En el libro ¿desNutres a tus hijos? vas a encontrar las pautas para alimentar correctamente a tu familia y dejarles una herencia que no tiene precio. Su salud.

Rosa M. Vázquez Lagos

Ahlam es una experta en nutrición que te ayudará a quitar malos hábitos y encontrar alternativas ricas, buenas, saludables y económicas para revolucionar tus comidas. Te enseña a planificar las comidas, para que crees una rutina creativa de recetas saludables.

Gracias Ahlam

Aido Cortés Alcaraz

"Gracias Ahlam por la forma tan sencilla y clara de introducirnos hábitos saludables en nuestra alimentación. Es muy importante cómo nos alimentamos porque de ello dependerá que tengamos más o menos energía. Ya estoy poniendo en práctica tus recetas, ¡me encantan!

María Torres Moros, empresaria y autora de El Amor de tus Sueños

"Un libro muy intuitivo y de fácil lectura. Ahlam va directamente a lo importante, enseñarte a nutrir a tus hijos"

Adrián Rodríguez

Este libro es una herramienta casi imprescindible si quieres cambiar tus hábitos alimenticios, tanto si quieres mejorar tu salud como si quieres perder peso.

En él encontrarás la forma más sencilla de transformar tus hábitos, poco a poco y paso a paso para que no haya recaídas.

También aprenderás a organizarte para que tus nuevos hábitos no sean un problema. ¡Lo recomiendo!

Tere Paradinas, entrenadora y osteópata.

"Nadie tiene la receta para ser madre o padre. De generación en generación vamos repitiendo inconscientemente patrones de conducta. Uno de ellos es nuestra educación alimenticia. Comprender por qué ser consciente de los alimentos que ingerimos y de los hábitos que tenemos puede mejorar nuestra salud y, sobre todo, la de nuestros hijos de quienes somos 100% responsables. Felicitaciones por este libro motivador e innovador."

Livia Escobar, Escritora

En algo tan crucial e importante para la vida, como es la alimentación y lo que entra en nuestro organismo, Ahlam tiene un perfecto plan organizado, para que aprendas fácilmente a alimentar a los que más quieres de forma inteligente y sana, aprendiendo de paso, a alimentarte tu mism@.

¡Aprovecha esta oportunidad de aprender a alimentar a tus hijos!

Rocío Rincón

Prólogo de Lain

Aristóteles decía que "somos criaturas de hábitos, animales de costumbres", y cada uno de esos patrones que seguimos están configurando, cada día, nuestro destino.

Como padres tenemos el deber de LIDERAR la vida y la educación de nuestros hijos, ayudándoles a obtener buenos hábitos que les harán tener mejores vidas en el futuro.

Pero para poder liderar a nuestros hijos, antes debemos aprender a liderarnos a nosotros mismos. Debemos ser el ejemplo de lo que queremos ver en el mundo, decía Gandhi, pues mucho más debemos ser el ejemplo de lo que queremos que sean nuestros hijos.

Nada en nuestra vida llega por casualidad, sino por causalidad, por sincronicidad, por principio de causa y efecto. Las cosas llegan porque tienen un propósito y el de este libro es ayudarte a que tú y tú familia tengáis mayor calidad de vida.

Por eso, si ha llegado esto a tus manos, es por una razón. ¡Aprovéchalo!

Gracias Ahlam por escribirlo y tú, amado lector, por leerlo.

Lain, autor de la Saga LA VOZ DE TU ALMA.

www.lavozdetualma.com

Índice

¿Por dónde empezar?

En este libro no vas a descubrir nada nuevo, lo siento, no hay nada nuevo bajo el sol. Lo que aquí aprenderás será lo más práctico, fácil y sobre todo mi objetivo primordial al escribir este libro, es que **tus hijos se alimenten saludable de forma armoniosa, sin peleas ni gritos para garantizar así, su correcto desarrollo tanto físico, como emocional.** Este será tú enfoque principal, lo haremos de manera paulatina y sobre todo conociendo las diferentes etapas en las que se encuentran tus hijos.

Tengo que advertirte, que al principio todos se revelarán en casa, incluso tú pareja, y en ciertos momentos, hasta tu mismo, pero tranquilo, te daré trucos, consejos y tips prácticos que funcionan para esos momentos de bajón, provocados en gran medida por la adicción a los carbohidratos refinados, diseñados especialmente para que nuestro paladar nos pida más de esos sabores tan dulces, con una textura rozando la perfección, y es ahí donde tenemos que mantenernos firmes con nuestro objetivo. Esta decisión que has tomado, beneficiará a toda la familia, aunque ahora mismo no lo tengas claro.

Pero tenemos que ser inteligentes en esto, no puedes obligar a tus hijos a que no consuman la comida refinada que les gusta, para eso elegiremos un día para o bien comer en algún restaurante que les guste o bien comprar ese producto que les apetece para esos momentos puntuales. Ahí hay que hacerlo con ciertas pautas para que tus hijos no relacionen la comida basura con descanso y diversión. Poco a poco esos momentos de comidas refinadas irán desapareciendo y toda la familia preferirá hacer una pizza casera con ingredientes de verdad, que ir a la pizzería a comprarla.

Qué encontrarás aquí

Me encanta leer, escuchar e investigar sobre nutrición. Pero entiendo que no a todo el mundo le gusta hacerlo, por eso he decidido escribir este libro, para resumir, simplificar y ayudar a que todos estos conceptos y evidencias científicas, llegasen a las familias en un lenguaje claro y sencillo. No creo que tengamos que sacarnos una licenciatura para aprender a alimentarnos mejor, ni depender de nadie externo que te ponga una dieta para tus hijos. No te digo que no recurras a profesionales titulados, si lo necesitas. Pero la alimentación es la base de nuestra salud, y no debemos entrarle este poder a nadie.

Tienes aquí un método que te ayudará a cambiar completamente el enfoque sobre los productos que les ofreces a tus hijos, y comenzar a nutrir a tus hijos con alimentos de verdad.

Aprenderás unas bases claras sobre alimentación, y a partir de ahí, decidir con coherencia lo que quieres comprar y que consuman tus hijos.

Aquí vamos a promover el 100% de responsabilidad, tanto en nuestra salud y alimentación, como la de nuestros hijos. Si nosotros delegamos estas responsabilidades, entraremos en el rol del victimismo y desde ahí es más difícil cambiar. Ni la industria nos quiere matar, ni las farmacéuticas,…ni nadie ajeno a nosotros nos podrá hacer daño sino le damos ese poder.

Es normal que la industria alimentaria fabrique productos para ganar dinero y beneficiarse, pero también es normal que tú lo sepas y no los compres a diario. Es la única manera de lograr que cambien las cosas y vayan mejorando ingredientes de sus productos para que no sean tan dañinos, como hasta ahora.

Así que, vamos a quedarnos con estas ideas claras:

Yo elijo que consumir.

Yo elijo que productos comprar.

Yo elijo como cocinar esos alimentos.

Yo estoy influenciando la alimentación futura de mis hijos.

Como veis, nadie habla de culpa ni de reproches ni nada por el estilo, simplemente somos responsables de lo que elegimos comer, y por lo tanto de lo que comen tus hijos.

Con este gran paso que has dado, le estás proporcionando a tus hijos no solo una educación sobre nutrición, sino unos hábitos que les acompañaran durante toda su vida, además de los múltiples beneficios que les brinda este estilo de vida, como mayor energía, más concentración para realizar tareas intelectuales y sobre todo serán niños más saludables, con menor posibilidad de padecer ciertas enfermedades relacionadas directamente con la mala alimentación, como son el cáncer, diabetes o enfermedades cardiovasculares.

Tú rol como madre o padre por fin tendrá más sentido. Ahora estarás realmente nutriendo a tus hijos, y no intoxicándolos con los productos precocinados y refinados que le dabas hasta ahora, es duro pero alguien te lo tiene que decir.

Los seres humanos nos movemos por placer y dolor, si consigues ver todos los aspectos negativos que nos da la comida refinada y ultraprocesada, lograrás dejar de gastar tu dinero y la salud de tus hijos en ella. Te mostraré todas las evidencias científicas que hay sobre el tema.

Del mismo modo iremos aprendiendo y conociendo los beneficios que tiene una alimentación repleta de nutrientes, y el impacto que tiene en la salud de tus hijos y en la de toda tú familia.

Piensa que tus hijos no tienen muchas opciones para elegir su alimentación y es fundamental que lo hagas tú por ellos, de una manera coherente y saludable. En las edades de 0 a 9 años eres su mayor referente, por lo que harán lo que tú hagas, ahí entra el papel de ser su ejemplo en este estilo de vida. **No importa lo que le digas, importa más lo que tú hagas.**

También aprenderás cómo introducir este estilo de vida en edades como la **pre adolescencia y adolescencia**, es decir, entre los 9 y 13 años de edad y **la adolescencia, periodo entre la niñez y adultez**.

Los adolescentes, cuando salen con sus amigos recuren a restaurantes de comida rápida, son baratos concretamente por 5€ comen dos personas, y sus productos son irresistibles para el paladar. Pero no importa lo que hagan el 10% de su día, aquí vamos a mejorar ese 90%, para garantizar que estén bien nutridos. Por otra parte, ellos irán aprendiendo en casa, cuales son los alimentos que les benefician y cuáles no, y te aseguro que habrá ocasiones en las que ellos mismos los rechazarán, porque saben lo negativos que son para su salud y su cuerpo.

Así que te felicito por tomar esta decisión, tienes ante ti, el manual que te ayudará a cambiar el enfoque y a mejorar la alimentación de tus hijos. Ello no implica meterse en la cocina muchas horas al día, implica planificar con antelación las comidas semanales y de esta manera no tendrás que dedicar ni esfuerzo ni tiempo en pensar qué vais a comer hoy. Tendrás más tiempo para utilizarlo a tu antojo, tanto para compartir en familia como para cuidarte y mimarte, te lo mereces.

Por qué decidí escribir este libro

Cuando nació mi hija Salma, su padre y yo comíamos **FA-TAL**. Nuestra alimentación se basaba en patatas fritas, huevos, pan blanco, dulces...Y un sinfín de calorías vacías, ocasionándonos kilos de más y falta de energía.

Al quedarme embarazada, comía algo mejor pero tampoco era lo más saludable.

Cuando mi hija cumplió un año, yo estaba totalmente centrada en una alimentación saludable para ella, siempre buscando cual podía ser la mejor opción que ofrecerle, sin embargo hacía todo lo contrario para mí, comía lo que me "pedía el cuerpo" sin ni siquiera pensarlo detenidamente.

Al cabo de los años, y recapitulando, me di cuenta que gracias a ofrecer los mejores alimentos para ella, yo de manera pausada los iba incorporando en mi alimentación diaria, me fui acostumbrando a verlos y comprarlos, y de esta manera tenía la opción de comerlos a lo largo del día.

Si ahora yo, que mi hija tiene 6 años, le ofrezco alimentos saludables y yo sigo con mi dieta plagada de refinados, entro en incoherencia total, por lo que no tendrá mucha credibilidad lo que yo le diga a mi hija. Además no la estaría educando para que aprenda escoger alimentos sanos, y dejar los refinados y ultra procesados para momentos puntuales.

El hecho es, que *importa más por qué hacemos lo que hacemos que por quien lo hacemos,* ¿entiendes? Mi cambio de alimentación fue paulatino, pero ahora lo mantengo porque sé los beneficios que eso acarrea tanto para mi familia, como para mí.

Quién soy yo para hablar de nutrición

Soy una mamá preocupada por la alimentación que tienen los niños de mi alrededor, y he dado un paso al frente, dejando a un lado la critica a aquellos padres que de manera inconsciente están saturando a sus hijos de azúcares, aditivos y demás ingredientes, que la industria junto a autoridades gubernamentales, consideran que son comestibles e inocuos, para mostrarles que la normalidad es alimentarse de manera natural, llevando una dieta basada en verduras, frutas, cereales integrales, legumbres, frutos secos y semillas, y en menor cantidad, proteínas de origen animal.

Considero que este estilo de vida, es mucho más fácil de lo que creen algunos padres. Simplemente hay que querer cambiar y estar receptivos a escuchar y a implantar aquellos consejos que vayan a mejorar tu estilo de vida, y lo más importante, el de tus hijos.

Quiero hacer ver a los padres, que la calidad de la alimentación de sus hijos está estrechamente relacionada con su salud y su desarrollo fisiológico.

Es importante que entendáis que no soy ni médico ni nutricionista. Soy una madre, intentando acercar a las familias, un estilo de vida más saludable, y conseguir así buenos hábitos presentes y futuros para tus hijos, de esta manera tendremos una sociedad más consciente y saludable en todos los aspectos.

No estamos separados, lo que hagas tú, me repercute a mí de alguna manera y viceversa, lo que hagan tus hijos, repercutirá a los míos, así que vamos a mostrar nuestra mejor versión y ofrecérsela al mundo, pero empezando en casa. **Piensa en grande, pero empieza en pequeño.**

Este libro, en apariencia está dedicado a mejorar y cambiar la alimentación de tus hijos, pero ¿es eso posible si tú no cambias la tuya? ¿Qué mensaje captarán tus hijos?

Tus hijos no te escucharán, ellos harán lo que tú hagas, tengan la edad que tengan y en la etapa en la que estén.

Con este libro, conseguirás cambiar tu relación con la comida, de esta manera se la irás transmitiendo a tus hijos con tus acciones diarias. No intento añadir más presión de la que ya tienes, solo que seas consecuente con tu papel como padre o como madre, eres su referente principal.

¿Te acuerdas de los alimentos que te ofrecían de pequeño? ¿Te daban más alimentos dulces o salados? ¿Y la merienda? Apuesto que no se te olvidarán esos ricos bocatas que te hacia tu madre o abuela, ¿de qué era ese bocata que te encantaba? ¿Chocolate en tableta, o de algún embutido?

Esos productos te han acompañado durante toda tu infancia, y ahora estás haciendo lo mismo con tus hijos. Es hora de que cambies esos hábitos y decidas tú, cual quieres implantar en tu vida y por lo tanto en la de tus hijos.

En siguientes capítulos, te iré dando pautas, consejos y todo lo que necesitas para lograr este cambio, pasar de una alimentación con productos preparados, refinados y carentes de nutrientes, a otra alimentación llena de color, de vida, de sabores reales y beneficiosos para estar sanos y con energía.

Mi historia

He de confesar que yo antes no comía de la misma forma que me alimento ahora.

Gran parte de mi adolescencia y los primeros años de la edad adulta he estado practicando algún tipo de dieta para

bajar de peso: dietas altas en proteínas, dieta cetogénica, dieta por puntos, dieta de los 3 días,...Recuerdo esos momentos siempre mirando las calorías y las grasas, pero aún con esas, no conseguía bajar de peso.

Estaba en la flor de la vida y me sentía muy cansada. Mi único combustible era el café y las bebidas energéticas. En los próximos capítulos te contaré como un alga y unas lechugas me ayudaron a salir del cansancio extremo que padecía.

No me gustaba ninguna verdura, no consumía fruta ni legumbres, ni nada con apariencia saludable. Fui creciendo con estos hábitos, y mis comidas eran pastas blancas, patatas y huevos fritos, bocadillos y poco más.

Cuando iba a comer a casa de mis suegros, es donde me daba cuenta que había muchas cosas que no me gustaban, además hasta el olor de las frutas y verduras me era desagradable.

En todo este contexto, me quede embarazada de mi hija, ahí fui haciéndome más responsable de mi alimentación, intuía que eso tenía una gran importancia, ya que dependía de ello el desarrollo de mi pequeña.

Lejos de abrumarme, empecé a leer, y a investigar todo lo que podía sobre una nutrición saludable. Me encontraba todo tipo de información, unos decían que una dieta saludable era básicamente consumir frutas, verduras, legumbres y cereales integrales, otros que había que incluir carnes y pescados, en otras filosofías no permitían la mezcla de hidratos de carbono complejos (tubérculos, legumbres, pastas,...) con proteínas (carnes, pescado, huevos,...). En muchas teorías sobre alimentación, excluyen la leche de vaca, mientras que el pediatra de mi hija me recomienda darle al menos un litro de leche al día. Me sentía muy confusa con todas estas contradicciones que había con algo, en apariencia tan sencillo, como si es bueno tomar leche, o no. Os contaré los estudios que hay al respecto y a la conclusión que llegué.

Como veis, mi historia es una historia normal, como la de cualquier madre que intenta hacer lo mejor para sus hijos, y se encuentra con tanta información sin saber a cual hacerle caso, así me sentía.

Después de unos años, por fin tuve las ideas más claras, y comprendí muchos conceptos que ahora te transmito en este libro. Ya no me dejaba embaucar por las teorías de algunos, y si leía algo, o lo oía en las conferencias a las cuales asistí, lo investigaba por otro lado para ver la veracidad de lo que me contaban.

Pero realmente todos, tenemos ese sexto sentido llamado sentido común, que nos indica si eso que estamos haciendo nos beneficia o no.

He estado muchos años, quejándome y criticando a otras madres de porque le dan esas comidas a sus hijos, sabiendo lo dañinas que son, pero ahí entendí que realmente **no lo saben**. Hay tanta información, tantos profesionales desinformados, que es realmente difícil sacar una idea en claro.

Lo que yo te propongo en este libro, es, regresar a lo natural, aplicando el sentido común en todo momento. No vamos a prohibir nada, pero si, ir entendiendo que hay productos que son para ocasiones puntuales, y los estás consumiendo y dando a tus hijos a diario.

Con este libro te vas a transformar, vas a empezar cambiando tu alimentación y la de tu familia, y acabarás revolucionando tu vida, te lo aseguro.

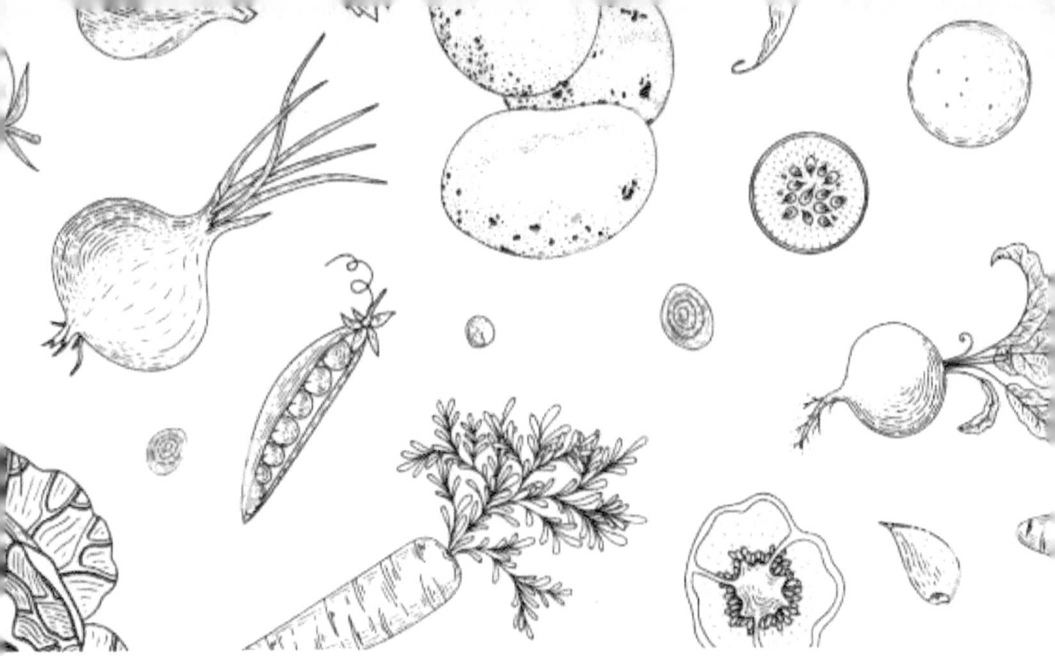

Primera parte

La nutrición como base para una buena salud

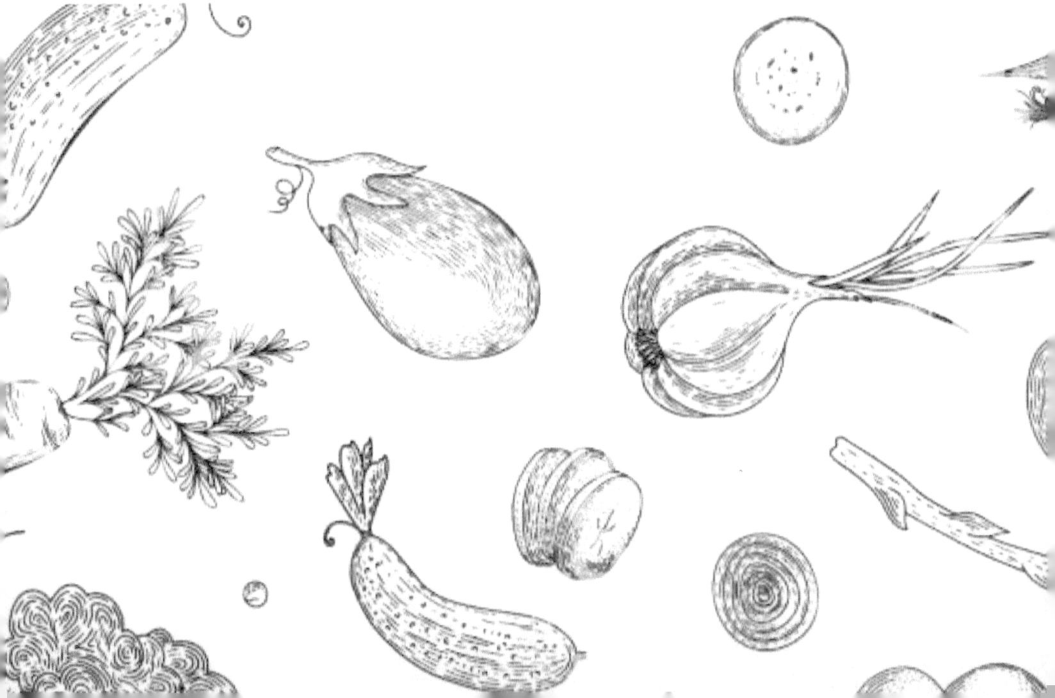

Capítulo I

¿Por qué es tan importante alimentar mejor a tus hijos?

Comer es una necesidad, pero comer de forma inteligente es un arte.

-La Rochefoucauld.

Principalmente, porque **cada alimento que consumen tus hijos se convierte en parte de ellos**, literalmente, están creciendo y construyendo su cuerpo con "materiales" de buena calidad, como son las frutas y verduras, las legumbres, los cereales completos, el pescado,.... ricos en vitaminas, minerales, oligoelementos, o en cambio se están formando con "materiales" de bajo nivel nutricional, como galletas, lácteos azucarados, zumos envasados, harinas blancas desprovista de minerales, vitaminas del grupo B, fibra,..., carnes procesadas, y un sinfín de productos que encontramos en el supermercado, que son tan apetitosos para los niños, y a la vez tan dañinos.

Lo que consuman nuestros hijos de pequeños, sentará las bases futuras de su alimentación y de su salud.

De esta manera, vamos a centrarnos sobre todo en ir introduciendo alimentos saludables en la dieta poco a poco. El paladar de los pequeños se ha acostumbrado a sabores muy intensos, demasiado dulces, y de eso precisamente se ha encargado la industria de la alimentación.

Según el periodista Michael Moss, ganador de un premio Pulitzer, la mezcla que hace la industria de sal, grasa y azúcar, hace que nos resulte muy difícil parar de comer. Si ya a nosotros, los adultos, nos resulta complicado, imaginaos a los niños. Este señor estuvo cuatro años investigando, adentrado en la industria de los alimentos procesados, y descubrió cómo estos alimentos son diseñados especialmente en laboratorios con las cantidades justas de grasa, sal y azúcar, para impactar las zonas de placer de nuestro cerebro. Me resulta aterradora esta información, pero a la vez me alegro de conocerla, y ahora tú también eres conocedor de ella y puedes decidir.

Nuestro papel como padres, es brindarles lo mejor a nuestros hijos, facilitándoles una buena educación formativa y emocional, crecer en valores, desarrollar una buena autoestima, potenciar sus habilidades, en definitiva, tener buenos hábitos que los potencien al máximo nivel, ahí juega un papel fundamental la alimentación y el movimiento físico.

En este libro, te voy a proporcionar información suficiente para comenzar y entender qué es esto de un estilo de vida saludable, tanto para ti, como para tu familia, en qué se basa, y cómo puedes implantarlo en tu hogar de una manera práctica y sencilla.

¿Qué nutrientes necesitan tus hijos para crecer sanos y fuertes?

Su cuerpo está en un proceso de crecimiento, por lo que necesita una buena alimentación para crecer de forma adecuada.

La estatura y el desarrollo tanto físico como intelectual de tus hijos dependen en gran medida de su genética, pero pueden verse afectados si no consumen los nutrientes adecuados para esta etapa de crecimiento:

Estos son:

Macronutrientes

- **Carbohidratos:** necesarios para producir energía. Es importante consumirlos en una cantidad importante, pero si te pasas de esos límites, su cuerpo no puede usarlo como energía y los transforma en grasa.

- **Proteínas:** necesarias para el crecimiento del cuerpo, construyen y reparan los músculos. Las podemos tomar tanto de origen vegetal como animal.

- **Grasas:** son importantísimas para muchas funciones que realiza el organismo, pero depende del tipo de grasa que consuman, serán beneficiosas o dañinas para ellos. Os contaré más en próximos capítulos.

Micronutrientes

- **Vitaminas:** *"vita"*, *vida en latín***,** son imprescindible para el desarrollo del cuerpo humano. Cada vitamina tiene funciones diferentes.

- **Minerales**: nuestro organismo no puede sintetizar ningún elemento mineral, por lo que tenemos que introducirlos mediante la alimentación. Los minerales participan en procesos como la estructura corporal, la formación de proteínas,... en definitiva, son piezas clave para que el organismo, pueda desarrollar los diferentes procesos fisiológicos.

- **Fibra**: está la fibra soluble y la fibra insoluble aunque no se la considera un nutriente esencial, es clave para limpiar los desechos no expulsados del organismo y retrasar el vaciado gástrico, por lo que estaremos más saciados durante más tiempo.

No es lo mismo comer que nutrirse

Comer dista mucho de estar nutrido, esto es debido a que consumimos productos de bajo perfil nutricional, ingiriendo otros con mayor densidad calórica, por lo tanto estamos saciados pero no hemos cubierto las necesidades que nuestro cuerpo necesita en materia de micronutrientes (vitaminas, minerales y oligoelementos). Esto es algo muy común en la sociedad actual, incluso niños con sobrepeso, que presentan una gran desnutrición debido a la elección de sus padres en cuanto a sus comidas principales.

En este libro, comprenderás que tanto tu cuerpo como el de tus hijos, tienen unas necesidades en cuanto a vitaminas y minerales, estas son necesarias en muchos procesos que tienen lugar en el organismo, y la mayoría deben ser aportados por la dieta.

La carencia de estos micronutrientes tiene una acción decisiva sobre el sistema inmune, y cuyo déficit aumenta el riesgo de padecer enfermedades degenerativas, así como procesos tan importantes como el crecimiento de los niños, por ejemplo en el caso del zinc, un mineral, cuyo déficit, se ha asociado con una menor estatura.

Pero con esto no te estoy diciendo que te suplementes o suplementes a tus hijos, ya que en la naturaleza se produce una sinergia natural, que hace que determinadas vitaminas y minerales, se absorban mejor en combinación con otras.

Muchos suplementos, se desechan por el cuerpo sin apenas absorción por la falta de esta sinergia natural. Pero hay algunos laboratorios que han conseguido un gran producto, al acercarse mucho a esta sinergia entre vitaminas y minerales, por lo que su absorción es positiva. No se trata de que consumas suplementos, sino de que aprendas a comer alimentos que ya de por sí tienen gran cantidad de estos micronutrientes.

Vitaminas

Las vitaminas liposolubles

Las vitaminas liposolubles **son cuatro**, tienen una característica común, son solubles en grasa (se absorben en presencia de las grasas). Se almacenan en los tejidos grasos del organismo, como son el hígado y los tejidos adiposos, por lo que si nos excedemos de cantidad, pueden ser tóxicas, ya que es más difícil su eliminación. Solo hay que cubrir las necesidades diarias, y no excederlas (esto no es tan preocupante, ya que la mayoría de las personas tienen déficit de estas vitaminas)

Vitaminas	Propiedades	Déficit	Donde encontrarlas
D	Aumenta la absorción de calcio	No se fija el calcio en los huesos, produciendo descalcificación y fragilidad.	En el sol, 30 minutos diarios tomar el sol sin protección.
E	Excelente antioxidante	Envejecimiento de la piel prematuro. Anemia.	Aceites vegetales de 1ª presión en frío. Frutos secos crudos.
K	Ayuda en la coagulación de la sangre	Causa hemorragias, fragilidad capilar y diarrea excesiva.	Espinacas Yemas de huevo Coliflor Col fermentada Lechuga
A	Importantísima en la salud de la vista. Antioxidante. Piel sana.	Problemas en la piel. Pérdida en la respuesta inmunitaria. Ceguera nocturna	Leche, mantequilla y queso. Zanahoria, brócoli, batata, col y espinacas. Melón, albaricoques y mango. Ternera, pollo, pavo y pescado.

Vitaminas hidrosolubles

Estudios recientes indican que niveles sanguíneos adecuados de vitaminas pueden tener también un papel protector previniendo la aparición de ciertas enfermedades degenerativas (cardiovasculares, cáncer, cataratas, maculopatías, etc.)

VITAMINAS	PROPIEDADES	DÉFICIT	DONDE ENCONTRARLAS
C	-Formación de colágeno. -Previene infecciones respiratorias -Antioxidante -Absorción de hierro.	-Escorbuto -Dificultad en la curación de heridas.	-Cítricos -Vegetales de hoja verde -Brócoli. -Pimientos.
B B1 o tiamina. B2 o riboflavina. B3 o niacina. B5 o ácido pantoténico. B6 o piridoxina. B8 o biotina. B9 o ácido fólico.	Regular la energía que nos mueve	Falta de energía Cansancio Falta de fuerzas	Pescado. Verduras frescas, de color verde y amarillo. Cereales. Carnes rojas. Hígado de res.

Los minerales

Ahora que ya conocemos las principales vitaminas, vamos a descubrir la importancia de los minerales en tu dieta. Estos micronutrientes son necesarios para procesos como la elaboración de los tejidos, la síntesis de hormonas y es vital para que nuestro cuerpo lleve a cabo las reacciones químicas necesarias para las funciones que desempeña. Su carencia puede ocasionar dolencias de distinto nivel de gravedad como, por ejemplo, la anemia, la deficiencia nutricional más común en el mundo, que se produce por una deficiencia de hierro.

<u>10 minerales esenciales</u>

1. **Boro:** útil para mantener los huesos sanos y una función mental saludable. Está en **las legumbres, los frutos secos, espárragos, manzana, tomates, y las frutas de carácter cítrico.**

2. **Calcio**: participa en el desarrollo de los huesos y dientes fuertes, en la coagulación de la sangre, contracción y relajación muscular, secreción de hormonas entre otras funciones importantes que realiza el organismo. **Está en hortalizas de hojas verdes (repollo, brócoli, col rizada, nabos o berza), salmón, sardinas, frutos secos** (almendras o semillas de girasol) y **legumbres secas**. También en la **leche y sus derivados**. Como ves, el calcio, no solo está en los lácteos, sino en muchas verduras, y frutos secos.

3. **Fósforo**: interviene en la formación y mantenimiento de los huesos y en la formación del tejido muscular. **Está en el queso, los huevos, en el pescado, en la carne, frutos secos, legumbres y en los cereales.**

4. **Hierro**: nos aporta los nutrientes necesarios para la formación de glóbulos rojos, sin los cuales, podemos tener anemia. **Está en las legumbres, frutos secos, en el tofu y en las verduras.** También se encuentra en **las almejas enlatadas y en el hígado de los animales** (no es recomendable consumirlo, es uno de los filtros del organismo).

5. **Potasio**: es uno de los minerales más abundantes del cuerpo humano. El sodio y el potasio están relacionados con el equilibrio de los líquidos del cuerpo. **Está en las verduras frescas, frutas, legumbres y en los frutos secos.**

6. **Magnesio**: componente esencial de huesos y dientes, regula el metabolismo celular, la síntesis de proteínas y también es útil en la contracción muscular. **Está en el cacao, frutos secos, cereales integrales, vegetales de hoja verde, y en las legumbres.**

7. **Sodio**: regula la cantidad de agua del cuerpo, y produce ácido clorhídrico en el estómago, para hacer la digestión. El exceso de sodio en la dieta, hace que se excrete el calcio. Pero no debemos desecharlo, ya que participa en múltiples funciones importantes en el organismo. Está en **carnes, queso y derivados, mariscos, huevos, pescado y pan integral.** También se encuentra **en las verduras como el apio, las espinacas, las zanahorias entre otras.**

8. **Yodo**: es otro mineral indispensable para la vida. Tiene un papel fundamental durante el embarazo, cuyo déficit está relacionado con abortos y deformidades fetales. Está **en pescado, mariscos, algas, leche y derivados, huevos, cereales, y algunas frutas como la piña y verduras como la cebolla, el ajo y los champiñones.**

9. **Zinc**: es un mineral indispensable para la salud, cuya carencia puede retardar el crecimiento, provocar alteraciones mentales, y en la forma y función de los órganos reproductores masculinos, depresión inmunitaria entre otras. Es un gran antioxidante. Se encuentra **en las legumbres, las semillas de calabaza, carne de vacuno, pavo y pollo, y en el yogur natural.**

10. **Azufre**: es integrante de algunas proteínas. Su deficiencia puede causar retraso en el crecimiento. Se encuentra **en las legumbres, cebolla, ajo, frutos secos y en la carne roja.**

He incluido estas tablas de vitaminas y el listado de minerales para que te des cuenta en qué procesos tan importantes participan los micronutrientes, y no quiero parecer prepotente, pero puedo ver que no estás consumiendo ni la mitad de ellos, y mucho peor es, que tus hijos incluso tendrán mayores carencias de estos micronutrientes.

No te sientas mal por ello, sentir culpa y autolapidarse no soluciona el problema, pero lo que **sí funciona, es ver lo que hacemos mal, y decidir conscientemente mejorarlo**.

Tampoco trato de que consumas suplementos alimenticios, ya que con una buena dieta cargada de verduras, frutas, legumbres, cereales integrales, y en menor cantidad productos de animal, tendrás la cantidad de macronutrientes (hidratos, proteínas y grasas), y micronutientes (vitaminas y minerales) que tu cuerpo y el de tus hijos necesitan.

Los suplementos los dejaremos para una deficiencia severa, siempre y cuando consultes con un profesional.

Y cuáles son aquellos que no necesitan para nada

Antes he mencionado los nutrientes necesarios para que tus hijos crezcan sanos y fuertes, ahora te presentaré los productos desnutridos y dañinos, qué son y cómo afectan a la salud de tus hijos.

Como ya sabes, tus hijos necesitan en esta etapa, muchos nutrientes en forma de **macronutrientes,** que tienen que tomar en mayor cantidad y **micronutrientes**, que hay que tomarlos en menor cantidad, pero no por ello, son menos importantes.

Los productos **desnutridos**, lo que hacen es, por una parte, desplazar otros que sí tienen nutrientes, y por otra, es desestabilizar. ¿Que cómo lo hacen?

Os paso a detallar el proceso por el cual nuestro cuerpo sufre daños a nivel celular, esto es el principio de cualquier enfermedad.

Estamos hechos de células y cuando estas se dañan, nos dañamos nosotros.

En los procesos que realiza nuestro cuerpo, se generan unas sustancias inestables, llamadas radicales libres (R.L., a partir de ahora). El cuerpo humano tiene la suficiente capacidad como para ir haciendo frente a estas moléculas inestables, ya que se producen de manera natural cuando respiramos, cuando hacemos ejercicio, durante la digestión…etc.

¿Pero qué pasa cuando hay un exceso de R.L.?

Estas moléculas, como están dañadas y les falta un electrón, se lo roban a otras moléculas que estaban bien, ahora estas son las que le falta un electrón porque la anterior se lo ha robado, y así se genera una reacción en cadena, originando el llamado **estrés oxidativo.** Este proceso que ocurre a diario en nuestro cuerpo, provoca daño celular, por lo que favorece muchas enfermedades entre ellas el temido cáncer.

Como te he contado, estos R.L., se forman con procesos naturales del cuerpo humano pero hay otros factores o agentes **oxidativos** que también lo provocan: la contaminación ambiental, el tabaco, o la mala alimentación son otros factores importantes.

Al vivir en una ciudad, muchos de estos R.L., no los puedes evitar, pero aquí viene lo que sí está en tu mano, que son los R.L. que se generan con la mala alimentación.

Donde hay un villano, siempre hay un superhéroe, y estos son los antioxidantes.

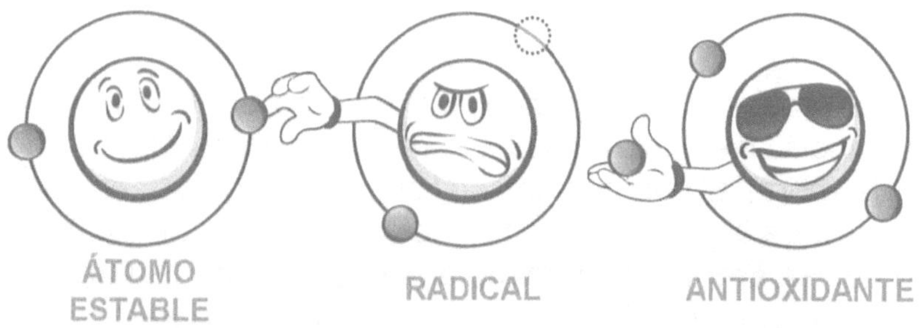

Son las sustancias que van a tranquilizar los R.L., dándoles electrones porque a ellas les sobra, y de esta manera los R.L. no tendrán la necesidad de "robar" nada, por lo que no se generará el estrés **oxidativo**.

Estos **antioxidantes** están presentes en frutas, verduras, legumbres y cereales integrales, no es casualidad que sean los alimentos en los que tenemos que basar nuestra alimentación diaria.

El modo de cocción también es importante, los alimentos fritos generan mayores niveles de R.L., porque el aceite ha sufrido daño en su estructura interna, por lo tanto al entrar en nuestro cuerpo estará sediento de electrones, por lo que empezará la cascada de robos, y el temido estrés **oxidativo** que ello acarrea.

Estos procesos son más complejos de lo que yo os estoy contando, pero a fin de que entiendas conceptos básicos para que mejores la alimentación de tus hijos y no contribuyas a dicho estrés, creo que es suficiente. Si te interesa el tema puedes profundizar más acerca de ellos en artículos médicos en internet o en libros sobre los R.L.

Conclusión

Para evitar un envejecimiento prematuro, daño celular y las posibles enfermedades que todo esto puede acarrear, elimina de tu dieta diaria los:

- ☒ Productos fritos

- ☒ Precocinados.

- ☒ Refinados.

- ☒ Bollería.

- ☒ Galletas.

- ☒ Azúcar.

- ☒ Embutido.

Y agrega gran cantidad de estos **alimentos**, están cargados de antioxidantes, y te ayudarán hacer frente, a los R.L. ambientales, esos que son difíciles de evitar en nuestros días:

- ☑ Frutas

- ☑ Verduras.

- ☑ Cereales integrales.

- ☑ Legumbres.

- ☑ Pescados salvajes.

Quizás estés pensando que puede haber un equilibrio entre estos dos grupos de alimentos, y así no hay que ser tan radical (nunca mejor dicho), pero déjame decirte, que esto es un autoengaño. El sabor y textura de los productos procesados y refinados, no puede competir con las verduras y frutas, sobre todo al principio, por lo que no tardarás en volver a los viejos hábitos.

Si a un niño, donde se le ofrece un plato de patatas fritas con unos tomates cherrys en un lado y en el otro una salchicha, no hay que ser muy listo, para saber que se comerá antes las patatas y salchicha que los tomatitos. Es una realidad.

En vez de invertir tu energía, en hacer un balance de productos desnutridos y alimentos nutritivos, es mejor empezar a descubrir nuevos sabores, texturas, y sabrosas recetas, que encantarán a tus hijos, y así comenzarás, una dieta anti-radicales libres.

Capítulo II

Reconociendo ingredientes
Amigos VS Enemigos

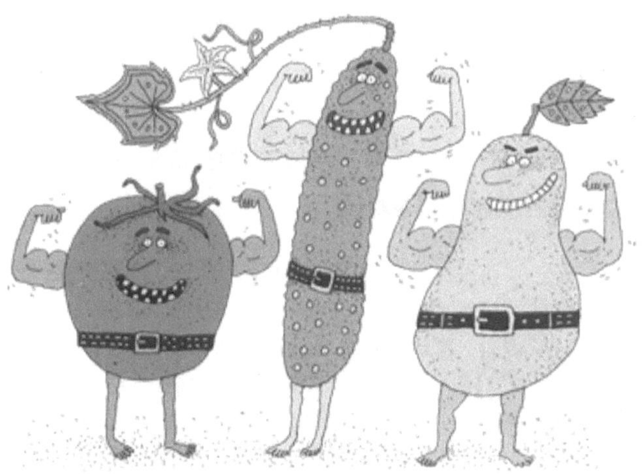

La industria no nos lo va a poner fácil, hay un sinfín de nombres para llamar al **azúcar, 56 nombres concretamente**, también están las harinas refinadas con salvado para confundirnos con las harinas de grano completo, añadir vitaminas a un producto no saludable y disfrazarlo, ponerle caritas a las galletas,…son una manipulación en toda regla.

Bueno pero nosotros vamos a aprender a leer etiquetas y a diferenciar los productos buenos para la salud de los dañinos.

Os mostraré los principales ejemplos de alimentos que parecen saludables pero realmente no lo son.

En este proceso no vamos a dejar de intentar buscar una galleta saludable, alguna bollería y muchos otros productos que realmente no son saludables, así que no vamos a invertir nuestras energías en ello. Tu energía y enfoque tiene que ir destinada a reconocer alimentos para el día a día, como por ejemplo el pan, sería fundamental aprender a reconocer un pan 100% integral con buenos ingredientes, la mantequilla, pastas, cereales, vamos a preseleccionar nuestros alimentos y no al revés.

Alimentos amigos: Alimentos básicos en una cocina saludable

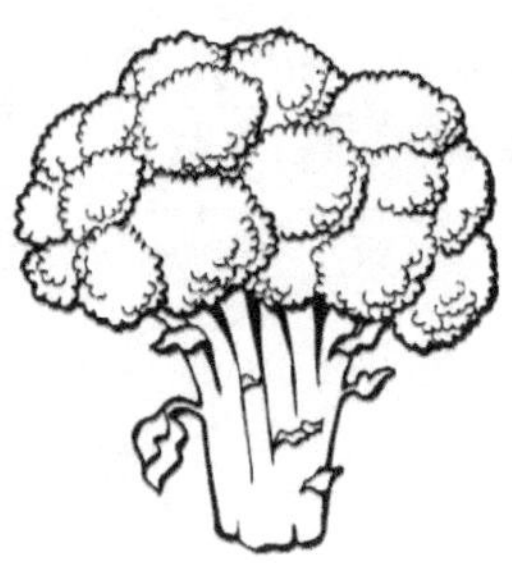

Los alimentos que te detallo a continuación, son una buena base para comenzar este estilo de vida. Al principio sería conveniente tener mucha variedad, así, toda la familia puede recurrir, en un momento dado a tomar el tentempié de su preferencia. Cuando tengas este estilo de vida muy integrado, no te tendrás que preocupar tanto por si te falta algún alimento que les guste como el queso o el pan en casa.

Mi marido, ni come en casa ni cena, pero los fines de semana sí hace sus comidas con nosotras, pues cada dos por tres se queja de que no hay comida en la nevera, donde él ve escasez, yo veo un montón de posibilidades, y sabrosas recetas. Así que te aviso por experiencia propia, ten mucha variedad al principio para que se adapten mejor, y luego no hay que preocuparse tanto. *! Si no hay pan, pues haz tortitas de avena!*

Te paso a mostrar, los alimentos que tiene que haber en una nevera, en un congelador y en una despensa saludable.

¿Qué hay en tu nevera?

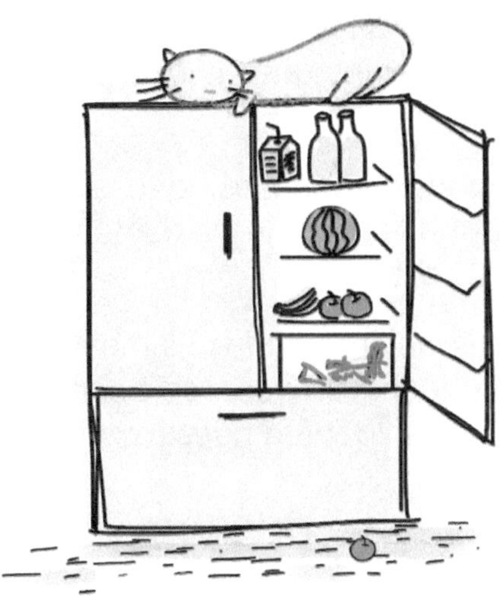

LÁCTEOS

<u>MANTEQUILLA</u>

Siempre **mantequilla**, nunca **margarina**. Deberá tener en sus ingredientes, crema o nata, fermentos lácticos y sal.

Solo eso. Una vez que reconozcas una marca que te guste, lo tendrás fácil.

LECHE

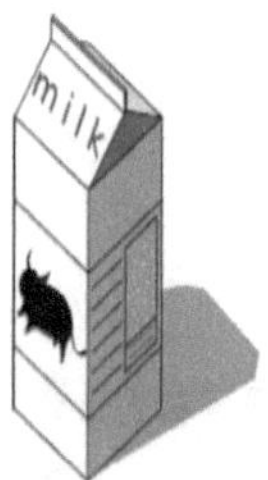

Si les ofreces leche a tus hijos, que sea siempre leche entera. Tiene más nutrientes que las desnatadas, más vitaminas y minerales.

Están las opciones vegetales, que son una gran opción siempre y cuando leas los ingredientes y que solo incluyan el cereal en sí, y el agua.

Os hablaré más delante de los últimos estudios científicos, acerca de si la leche de vaca es buena o es dañina para nosotros y por lo tanto, para nuestros hijos.

QUESOS

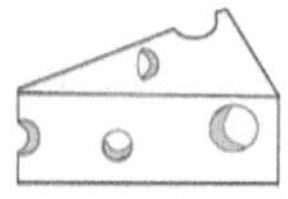

Olvídate de quesos fundidos, lonchas para sándwich (no es queso), quesitos en triángulos, algunos quesos rallados con ingredientes "raros" como almidón de patata, colorantes y aditivos.

Ahora te mostraré algunas opciones que merecen la pena, puede ser que haya otros tipo de quesos y no estén incluidos en esta lista, por eso quiero que aprendas a leer las etiquetas, y así puedes elegir el que más te guste con los mejores ingredientes.

Ya sabemos que los lácteos no son imprescindibles, pero es verdad que son muy versátiles y ayudan en el día a día, pero aún así no hay que abusar.

Supongamos que tu nevera tiene 5 baldas, y sois 4 en casa, pues con destinar **media balda entre quesos, mantequilla, yogures y leche es más que suficiente.**

TIPOS DE QUESOS SALUDABLES

Rallado, cuña, rulo, fresco, de untar, polvo, lonchas.

<u>Ingredientes: Leche, sal, fermentos y cuajo.</u>

Cualquier queso, solo deberá tener estos ingredientes para considerarlo saludable.

Con el tema quesos, el que cuesta más de identificar es el de untar, pero una vez que reconozcas una marca, ya lo tienes, y siempre acudes a ella. Hay muchas marcas que están optando por retirar estos ingredientes perjudiciales de sus productos, en un supermercado que empieza por la letrita L y termina por la misma, en su sección Bío, encontrarás un queso de untar muy recomendable.

Rallado: es mejor hacer el vuestro, os saldrá más económico, más sabroso y más saludable.

YOGURES

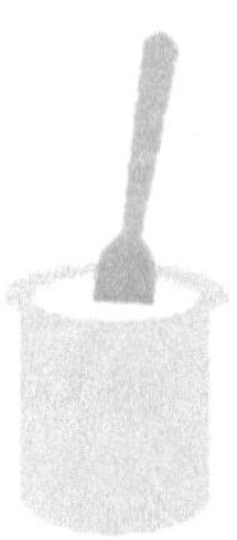

Tanto de origen vegetal como de origen animal, buscarás yogures que solo tengan estos ingredientes:

Yogures vegetales

Ingredientes: zumo de soja, fermentos.

Cuesta encontrar unos yogures vegetales solo con estos ingredientes, pueden tener sal de calcio y vitaminas añadidas, son también buenas opciones, mientras no le añadan nada más.

Yogures de origen animal

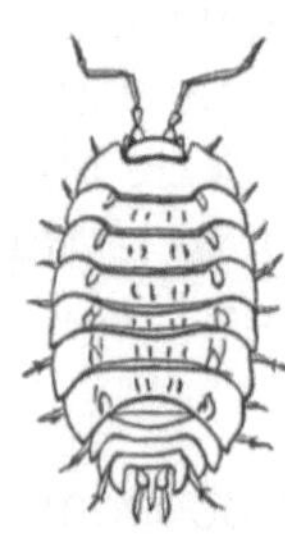

Ingredientes: leche, fermentos lácticos, (hay versiones con leche en polvo, también la consideramos saludable).

Así que, nada de yogures con sabores, ni con trozos de fruta. Si quieren un yogur de fresa, le partes unas fresitas encima del yogur o trituras unas fresas con el yogur, está delicioso.

De esta manera le estarás evitando toda la cantidad de azúcar añadida, que en un yogur de fresas ronda los **19 gramos**, dime tú como hacemos para que a lo largo del día no superemos los **25 gramos de azúcar** como **máximo** que recomienda la **OMS**

(Organización Mundial de la Salud), para adultos, y para los **niños** no deben superar los **15 gramos de azúcar.**

Es bastante difícil no superar esa cantidad de azúcar con los alimentos convencionales.

Además para estos yogures rositas, hay un ingrediente, que solo nombrarlo me da nauseas, puré de cochinilla.

Ah, ¿no lo sabías? Pues el E-120 es sangre de cochinilla o Dactylopius Coccus. También llamado Carmín.

Os sorprenderéis con la cantidad de productos en los que está presente está amigable cochinita, como helados, yogures, kétchups, chucherías, snacks, salchichas, fiambres,...

No estoy diciendo que sea perjudicial, pero es asqueroso y creo que si muchos padres lo supieran tampoco se lo darían a sus hijos.

Hay otra versión sintética del colorante rojo, la E-124, es un colorante derivado del petróleo, que está relacionado con déficit de atención e hiperactividad en niños.

HUEVOS

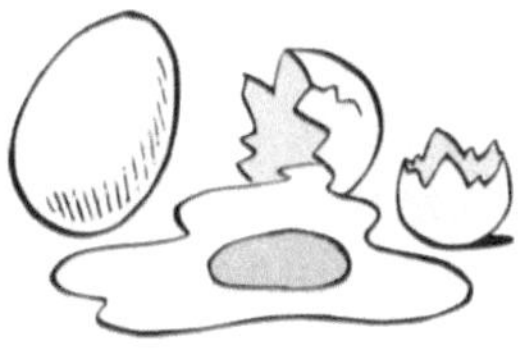

Es un alimento muy socorrido, se puede consumir en todas las comidas. Es interesante que sustituyas los huevos con el numero 3, que son huevos de gallinas que viven en una jaula, con el estrés y frustración que ello acarea, por huevos camperos o ecológicos, que son de gallinas que viven en mejores condiciones y por lo tanto su producto es de mejor calidad.

Las yemas contienen las grasas del huevo, al ser de origen animal, son grasas saturadas, pero también nos aportan vitaminas liposolubles, que se absorben en presencia de grasa. No le tengas miedo a la yema, es un alimento nutritivo y beneficioso para la salud.

VERDURAS

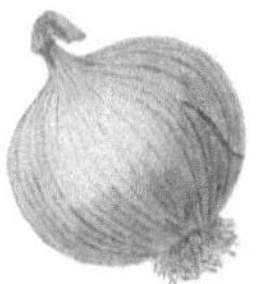

Sin duda estas serán tus grandes aliadas para ganar salud y energía, te proporcionarán muchos más beneficios, pero quiero que los vivas en tu cuerpo y lo experimentes, y verás que no es ninguna exageración.

Dos baldas de tu refrigerador como mínimo, irán destinadas a las frutas y verduras. No pueden faltar en tu casa. A partir de ahora serán como el agua, tienen que estar sí o sí.

Es conveniente hacer la compra de las verduras y frutas un día semanal, eliges un día y ahí es donde comprarás para la semana. A mí personalmente me gusta comprar los sábados, para así organizarme durante toda la semana, y no tener que estar comprando entre semana que resulta un tanto estresante. Más adelante te enseñaré a organizar un menú semanal saludable invirtiendo una hora del domingo, o del día en el que acaba tu semana, por eso es conveniente que para organizar el menú saludable tengas ya la mayoría de alimentos disponibles en casa.

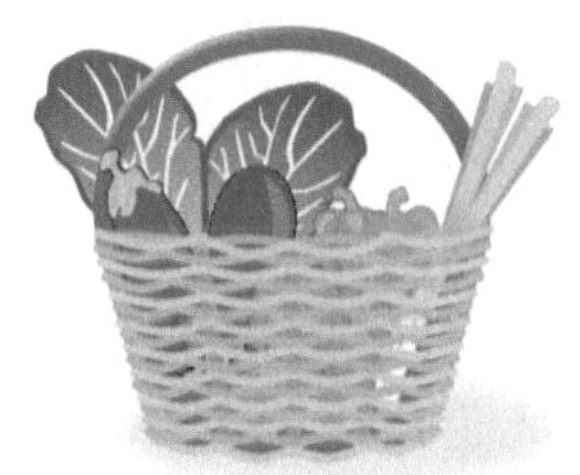

<u>Listado de verduras</u>

✓ **Tomate**: tanto cherrys como otros de mayor tamaño: son muy socorridos, tanto para usarlos para las mañana en tostada, como para hacer una salsa para la pasta, como para comerlos crudos con un chorrito de AOVE (Aceite de Oliva Virgen Extra). Los tomates son ricos en vitamina C y E.

✓ **Zanahoria**: muy rica en vitamina A, que ayuda a preservar la salud de los ojos. Es una verdura que gusta por lo general a los niños, la podemos presentar tanto cruda, como palitos o cocida. Es un imprescindible en mi hogar.

✓ **Hojas verdes**: espinacas, kale, lechuga, canónigos, rúcula, col, acelgas. Para la semana es conveniente tener al menos 3 de estos superalimentos. Nos servirán para hacer tortilla, ensalada, zumos verdes.

✓ **Cebolla:** ha sido la base de los sofritos de nuestras abuelas, ahora vamos a recuperarla para hacer multitud de recetas con ella, sobre todo porque encantarán a los peques.

✓ **Ajos:** es un potente antioxidante, cargado de vitaminas y minerales, además su sabor realzará los platos. (Receta del "*liquidiqui*").

✓ **Pepinos**: muy ricos en vitaminas y minerales. Es un básico en la cocina. Es ideal incluirlo casi a diario en la porción de verduras crudas que debemos incluir en un plato saludable.

✓ **Pimientos:** tanto verdes como rojos. Estos últimos son ideales como crudités para el humus.

✓ **Calabacín:** de sabor suave y se puede incorporar a cualquier receta. En la sección recetas tendréis varias con esta saludable verdura.

✓ **Puerros:** de un sabor exquisito, y múltiples nutrientes. Con un puerro, un calabacín y un par de huevos, tienes un saludable revuelto hecho en 10 minutos como máximo.

✓ **Apio**: para sopitas de pollo, como palitos para mojar en humus, o simplemente solo, cuando lo pruebas te engancha su sabor.

✓ **Patatas**: Para hacer puré, un rico pastel de verduras, patatas *"fritas"* al horno, en gajo,... bueno con las patatas no hay problemas, a la mayoría de los peques les encanta.

FRUTAS

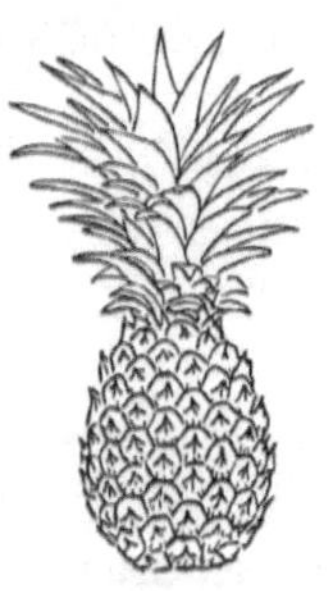

Es ideal que tengamos mucha variedad, para ir cambiando y así alternar nutrientes. Las meriendas y los tentempiés son un buen momento para que coman solamente fruta. Hay padres que piensan que es poco nutritivo solo dar fruta por las tardes, e incluyen en la merienda de sus hijos galletas, sándwiches, batidos, zumos industriales.

Si en la merienda le ofreces esta cantidad de azúcar y alimentos poco recomendables, es obvio, que si en la cena intentas incluir verduras, para su paladar no tendrán ese sabor cautivador que ofrecen las galletas y el pan blanco. Además al ofrecerle alimentos muy densos en calorías, tampoco llegarán a la cena con tanta hambre, y por lo tanto protestarán más.

Aquí está el kit de que tus hijos coman saludable. Tienes que apartar los alimentos azucarados de su vista, no puede un plátano competir con unas galletas, así que por el momento y para reeducar su paladar, es conveniente que tenga otras alternativas.

Muchos padres se quejan de que sus hijos no comen bien, pero veo lo que les ofrecen en las meriendas, y pienso que es totalmente lógico. Si tú te tienes que comer un sándwich de crema de azúcar con cacao y un zumo azucarado a las 5 de la tarde, y a las 9 me ponen un plato de crema de calabacín y una tortilla, pues casi que te quedas como estás, no es algo tan sabroso como esa merienda azucarada, todo resulta insípido si estamos tan acostumbrados al sabor dulce.

Por eso te digo que el incluir más verduras y frutas en vuestra dieta, tiene más beneficios, y otro de ellos es, el apreciar mejor los sabores, que con el tiempo a tus hijos les encantarán esos sabores. Solo tienes que confiar en ellos y no desistir. Te lo dice una persona que odiaba incluso el olor de las verduras y el de las frutas.

Aquí te pongo un listado de frutas básicas, según la época del año en la que te encuentres, es mejor consumir las frutas de cada temporada, para ir en consonancia con la naturaleza.

 **INVIERNO**

Plátanos: Dan muchas energía, y son la base de muchas recetas para los niños.

Manzanas: son la fruta ideal, para cualquier hora del día, y de cualquier forma.

Naranjas: nunca en zumo y siempre enteras.

Mandarinas: son un manjar para los niños.

Kiwi: gran cantidad de vitamina C, potente antioxidante ideal para esta época.

 **OTOÑO**

Manzanas: ideales para todo el año.

Pera: alta en fibra, ideal para combatir el estreñimiento.

Granada: es una maravilla en lo que a nutrientes se refiere. En otoño debes incluirla casi a diario, además puedes compartir tiempo en familia mientras la desgranáis para unos cuantos días.

Chirimoya: es un protector natural contra infecciones. La manera de comerla, es abrirla por la mitad, y comerla con una cucharilla, teniendo cuidado con las pepitas. Para niños más pequeños lo ideal es quitárselas antes de ofrecerle esta fruta.

Uvas: si buscamos la opción sin semillas, a los peques les encantarán, son como chuches naturales.

Kaki: gran aporte en antioxidantes, mejora nuestras defensas.

 ## PRIMAVERA

Las cerezas: muy pocas calorías y muchos beneficios. Siempre las presentaremos sin el hueso si los niños son pequeños.

Fresas: en la temporada de fresa, entre febrero y mayo, podemos aprovecharnos ya que están deliciosas y les encantan a los peques. Podemos incluirlas en múltiples preparaciones. *Ver recetas de fresas.*

 ## VERANO

Sandía y melón: frutas de verano, estás riquísimas y es interesante tener siempre una de ellas en la nevera para refrescarnos en verano.

Melocotones, nectarinas y paraguayos: además de su rico sabor y textura, nos aportan hierro para los casos de anemia, ayudan a tener una piel sana por la presencia de vitamina C.

Frutos rojos: moras, arándanos y frambuesas, aunque están presentes durante todo el año en el supermercado, son frutas de verano, y es en esta época cuando tiene mayores beneficios, pero no por ello debemos excluirlas en invierno. Son potentísimas en lo que a antioxidantes se refiere, y además podemos hacer un sinfín de recetas con ellas.

Hay muchas frutas que no están incluidas en este listado, y no por ello son menos importantes. Os animo a tener un frutero lleno durante todo el año, vuestros hijos se acostumbrarán a su presencia y las admitirán en su día a día.

RESUMIENDO, EN UNA NEVERA SALUDABLE HAY...

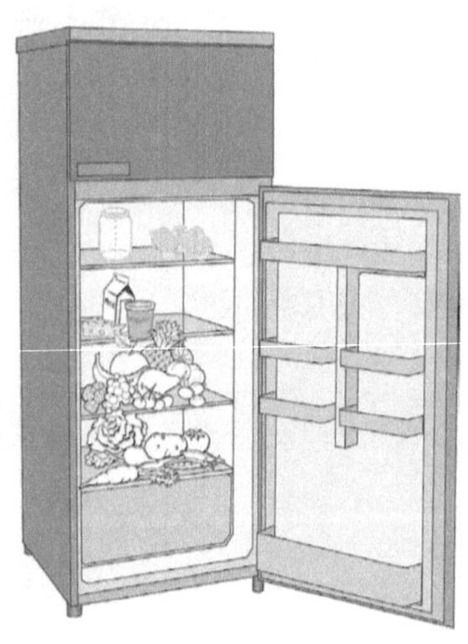

En tu nevera deberá haber gran cantidad de verduras. Serán la base de todas las comidas, un pilar fundamental para estar saludables. Las verduras, como sabrás, ocupan mucho volumen, por lo que destinaremos, los dos cajones o un cajón (dependiendo de cómo sea tu refrigerador), y una balda integra a las verduras. Con eso tendremos para una semana. Otra balda del refrigerador irá destinada a las frutas, algunas de estas irán fuera, como los plátanos, mandarinas, naranjas,...la idea clave es tener fruta al alcance para cubrir las necesidades familiares sin tener que recurrir al supermercado, **calcula 3 piezas de fruta como mínimo al día por persona.** Media balda irá destinada a los lácteos, como yogures naturales, leche, quesos y mantequilla.

Dispondremos de espacios vacíos para organizar el menú semanal saludable que te enseñaré más adelante.

¿Qué hay en tu congelador?

Hace años pensaba que el congelador es un gran aliado para facilitarnos el día, que podía hacer la compra de un mes, tanto en carne como en pescado, y verduras congeladas, y así ir utilizando los alimentos que allí se encontraban, para preparar las comidas del día.

Ahora desde que empecé a ser más consciente de los alimentos que tomamos, cada vez lo uso menos. Siempre tengo algo de pescado, alguna bolsa de guisantes, fruta congelada para hacer helados y algunos de cubitos de hielo.

No digo que no lo uses, simplemente que no te hará falta.

Cuando incluyes productos como verduras y frutas frescas en tu día a día, te darás cuenta de que tienes que ir reponiendo todas las semanas alimentos, así que te acostumbras y ya no cuentas con el congelador.

Igualmente, es un electrodoméstico que ya tenemos y vamos a apoyarnos en él, para facilitarnos la organización de nuestras comidas.

VERDURAS

Es conveniente tener alguna opción de verduras congeladas para "emergencias". No os digo que empecéis a comprar verduras congeladas, porque está comprobado que sus vitaminas se degradan y pierden nutrientes, pero son muy buena opción para esos momentos en los que no hemos hecho la compra y estamos sin apenas nada en la nevera.

FRUTAS

También la fruta congelada nos viene genial para realizar helados, y sorbetes, de esta manera podemos aprovechar esos plátanos muy maduros para ello. (Receta helado)

PROTEÍNAS

Proteína animal

Pescados salvajes: es importante que compremos pescados salvajes en vez de piscifactoría. Hay muchas opciones muy económicas en el mercado.

Carne: pechugas de pollo, de pavo,… los congelaremos de forma individual y así es más fácil poder sacar la porción justa.

Proteína vegetal

Como son las **legumbres** previamente remojadas, listas para cocinar. Es interesante tener una pequeña cantidad de estas en el congelador, hay veces que nos apetece y se nos pasó ponerlas en remojo el día anterior. De esta manera somos previsores y las tenemos ahí para esos momentos.

Es mejor los productos frescos que los congelados, pero este artilugio nos puede ayudar a que sigamos comiendo saludable en los días que no hayamos tenido organizado el menú de nuestro día.

RESUMIENDO, EN UN CONGELADOR SALUDABLE HAY...

Verduras

Frutas (para helados)

Proteína animal: carnes y pescados salvajes.

Proteína vegetal: legumbres remojadas.

¿Qué hay en tu despensa?

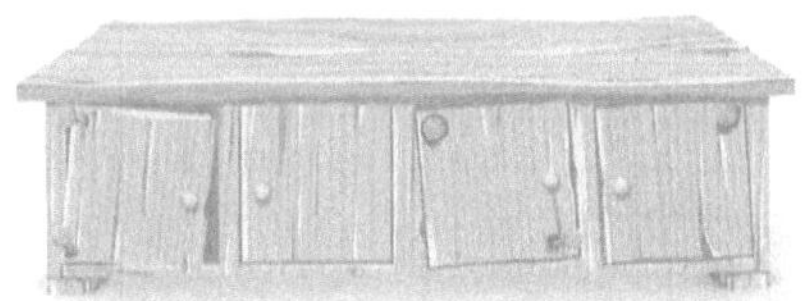

Debemos darnos cuenta de que esto no es una dieta temporal ni nada por el estilo, se trata de reeducarnos y aprender, saber que existen muchos alimentos nutritivos y realmente saludables, que hemos obviado porque vamos normalmente con mucha prisa y cogemos las "3" cosas que nos son familiares, que les gustan a nuestros hijos y se las comen sin problemas.

Quiero que te des cuenta de que ese va a ser mi objetivo contigo, que introduzcas en tu vida alimentos fáciles de preparar, sencillos y que gusten a todos.

No quiero hacerte la vida más difícil, pero cualquier cambio que quieras hacer en tu vida, requerirá un esfuerzo inicial, luego ya lo harás en automático, sin darte cuenta, te lo aseguro.

Uno de los puntos fuertes será preguntarte, ¿qué hay en mi despensa?

Si quieres empezar un estilo de vida saludable, tanto para ti como para tu familia, esto será incompatible con tener productos refinados y procesados en tu despensa. ¿Que por qué? Es sencillo. Le damos mucho valor a la fuerza de voluntad, sin darnos cuenta de que es una fortaleza momentánea, depende de muchos factores, por ejemplo, si tengo "hambre" y tengo a mano unas galletas, una chocolatina o un refresco, es una tarea ardua para nosotros reprimir esas ganas, ya que eso nos proporcionaría un placer inmediato, y no tomarlo sería apostar por un beneficio a largo plazo. No conviene ponernos a prueba de esa manera, claramente será una batalla perdida.

Sin en embargo, si en nuestra despensa, logramos tener alimentos nutritivos, sabrosos y súper fáciles de preparar para cualquier tipo de comida, esto nos ayudará en nuestra tarea de organizar una alimentación saludable en casa.

PAN

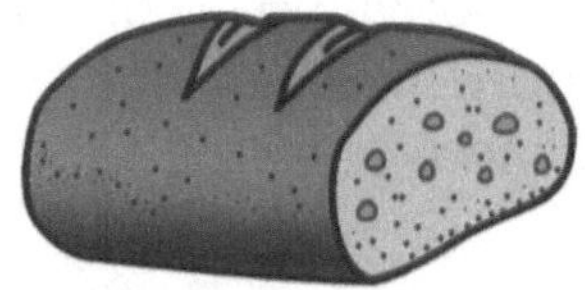

Un pan saludable solo contendrá 4 ingredientes, si tiene más pueden ser semillas, o algún fruto seco, y para de contar.

Ingredientes

Harina integral 100%, agua, levadura (o masa madre), sal. *Ver receta de pan rápido.*

TRUCO: si empieza por harina, sin más, no es integral, aunque luego le agreguen harinas integrales. Es una mezcla de harina refinada e integral, por lo que no nos merece la pena.

Como te digo, en la mayoría de los supermercados, hay un pan que es saludable, solo tienes que localizarlo y no perderlo de vista, así siempre coges el mismo y no habrá engaño posible. También puedes encontrar piquitos integrales, biscotes y panes crujientes, que duran bastante tiempo y son buenas opciones para preparar tentempiés, meriendas, y cualquier aperitivo.

PASTAS

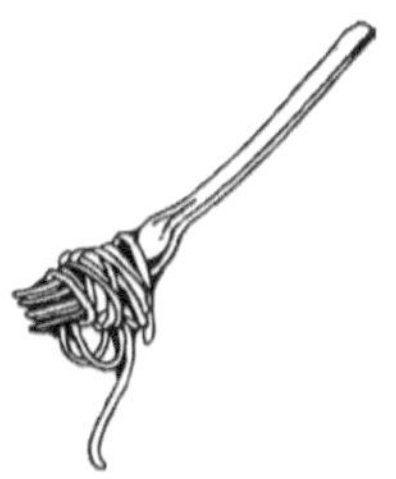

Con las pastas, pasa casi como con el pan, nos meten la palabra integral y caemos en su trampa, por eso es importantísimo leer los ingredientes. Los fabricantes hacen pastas con harinas blancas y le añaden salvado, eso no es integral.

Una buena pasta es la que solo lleva harina 100% integral. Hoy en día podemos encontrar pastas de muchos cereales, algunas sin gluten, como el trigo sarraceno, de legumbres, como los garbanzos, de guisante o lentejas, son muy buenas alternativas, y con más nutrientes que el trigo convencional.

Las pastas con gluten, como las de trigo común y las de espelta, son también buenas opciones, pero siempre mirando que estén hechas de harina integral.

<u>LEGUMBRES</u>

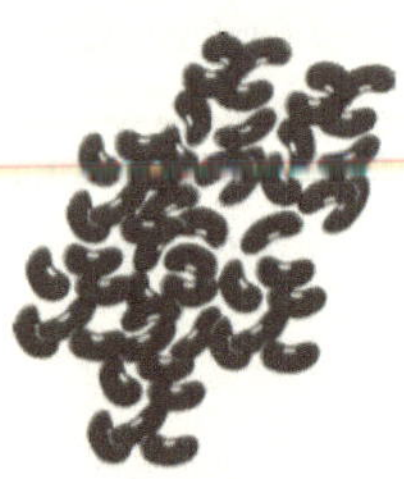

Tanto secas, como en bote, incluso congeladas. Son imprescindibles en casa. Las más recomendables son las secas, pero las de bote te sacan de un apuro de una forma rápida y sana. Las legumbres que vienen en bote debes lavarlas muy bien con abundante agua.

Lentejas

Garbanzos

Alubias

Guisantes

Encontrarás recetas con legumbre, para preparar en 5 minutos.

<u>CEREALES</u>

Están disponibles en muchos supermercados, pero hay algunos que cuesta encontrarlos allí. Es conveniente que inviertas un día al mes en localizar estos cereales y que se conviertan en tu "fondo de armario".

Te serán de mucha utilidad en los días que no tengas nada preparado, y además son muy versátiles y nutritivos.

<u>Con gluten</u>

Trigo: es el cereal más usado. Se usa para elaborar panes y pastas. Es el que refina la industria para elaborar sus productos ultra procesados. Debes buscar siempre que sea de grano completo.

Espelta: es un tipo de trigo, con un sabor muy peculiar y más bajo en gluten. Podemos encontrar harinas integrales de este grano en muchos supermercados.

Bulgur: es un procesado del trigo. A los niños les encanta y además se cocina en apenas 5 minutos. Es una buena opción para tener en la despensa.

Centeno: es muy rico en tiamina (vitamina b1), que te ayudará frente al cansancio y la actividad mental.

Avena: es la reina de mi cocina. La tengo tanto en copos, en harina y como en grano. Es súper nutritiva y de un sabor exquisito. Es el ingrediente estrella de mis tortitas, pero también es muy socorrida para hacer una cena rápida y deliciosa.

Hay cierta controversia sobre si la avena tiene gluten o no, además que se contamina fácilmente por este. La avena tiene un compuesto, la avenina, muy parecido al gluten, por lo que los celíacos pueden verse afectados si la consumen. No hay nada claro sobre el asunto, si tus hijos o tú sois celíacos, consulta con tu médico el asunto.

Cebada: es una buena fuente de energía, especialmente de hidratos de carbono de asimilación lenta y resulta remineralizante por su contenido en potasio, magnesio, calcio, hierro y fósforo.

<u>Sin gluten</u>

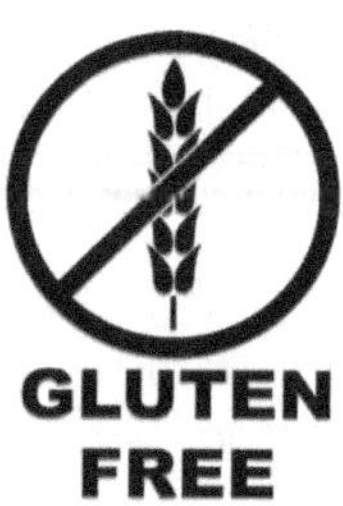

Aunque no seamos celíacos, es interesante incluir estos cereales en tú dieta diaria, son muy interesantes nutricionalmente.

Aquí te pongo algunas variedades para que las tengas en la alacena y te vayas familiarizando con ellas.

Trigo sarraceno: contiene proteínas de buena calidad, vitaminas y minerales. Es muy buena opción para agregar a las sopas en inviernos, sustituyendo de esta manera las típicas sopas de letras o de fideos blancos.

Mijo: es muy rico en hierro y magnesio, minerales indispensables para que tus hijos crezcan de manera saludable. Tiene un sabor súper rico y suave. Cada vez está más presente en las estanterías de los supermercados.

Quínoa: es un alimento muy completo, rico en vitaminas y minerales. Es muy versátil en la cocina, y con una rápida cocción.

Amaranto: este mini grano, contiene gran cantidad de calcio, hierro, magnesio, fósforo y potasio. Como veis es muy nutritivo, nunca falta en mi despensa, lo suelo usar para agregarlo a las sopas o a un estofado de lentejas.

Arroz integral: es muy interesante que en la medida en la que puedas, vayas sustituyendo el arroz blanco por el inte-

gral. Contiene más fibra, más vitaminas y minerales que el arroz blanco refinado, que no es más que el arroz integral desprovisto de su cascara y con ella se van muchos nutrientes que lo hacen todavía más nutritivo.

SNACKS

Los snacks, son esos alimentos que solemos tomar de manera puntual, o bien para ver una película, para ver nuestra serie favorita o simplemente una quedada con amigos.

No hay una regla fija para determinar qué alimentos van a ser utilizados como snacks, puede ser una fondue de chocolate y frutas, crudités con humus, palitos de apio con guacamole, queso curado con piquitos integrales,… puede ser cualquier cosa que tengas en casa y te apetezca para ese momento.

Pero aquí me voy a centrar en alimentos no perecederos, que es interesante que tengas en tú despensa.

<u>Maíz en grano</u>

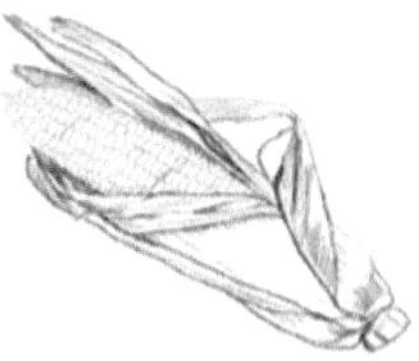

Granos de maíz sueltos, nada de bolsas preparadas para microondas. Estas además de contener más grasa y sal, sus ingredientes están relacionados con enfermedades con Alzheimer y problemas respiratorios.

El estudio aparece en la revista Chemical Research in Toxicology de ACS, donde viene a detallar cómo el Diacetil, saborizante con sabor a mantequilla, presente en las palomitas, en algunas galletas y bollería, intensifica los efectos dañinos de una proteína cerebral anormal, relacionada con la enfermedad del Alzheimer y con problemas respiratorios.

El envase tampoco es una maravilla, contiene un producto el APFO, Ácido Perfluoro Octánico, es el responsable de la mala fama que tiene el teflón, es una sustancia indestructible y acumulativa.

Por estos motivos, lo mejor será evitar estos paquetes de palomitas, y hacerlos en casa, bien en una olla, o bien en bolsas de silicona para microondas.

Frutos secos

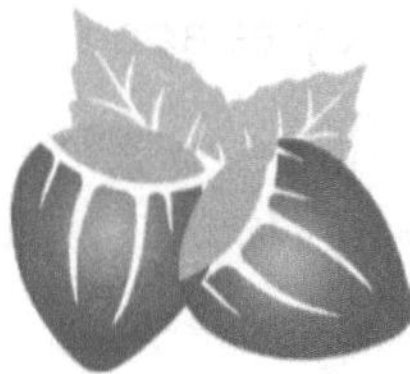

Nada mix-coctail, ni cacahuetes fritos, ni almendras garrapiñadas. Hay multitud de frutos secos interesantes y económicos para degustar con familia y amigos. Te dejo algunos ejemplos:

☞ Pipas tostadas, nunca fritas, tanto peladas como sin pelar, son una opción saludable y económica.

☞ Pipas de calabaza.

☞ Cacahuetes tostados, no fritos.

☞ Almendras

☞ Nueces

☞ Anacardos

☞ Avellanas

Frutas deshidratadas

Mirar siempre ingredientes, que no contengan nada más que la fruta en sí:

☞ Pasas

☞ Albaricoques

☞ ciruelas

☞ Arándanos rojos

☞ Mango

☞ Manzana

☞ Dátiles

☞ Piña

Chocolate

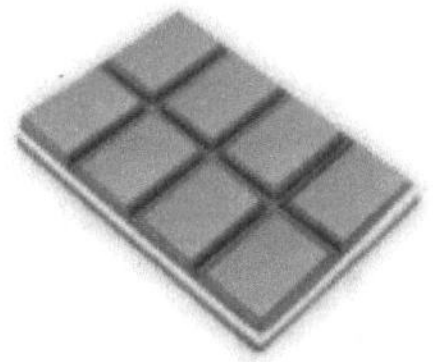

Si no os gusta el chocolate negro, empezad por un porcentaje más bajo en cacao, mínimo 50% cacao, para ir incrementando la cantidad de cacao hasta llegar como mínimo 80%. A mí al principio no me gustaba nada el chocolate negro, y no lo consumía pero poco a poco empecé a comprarlo para tenerlo para posibles antojos, y ahora me resulta hasta empalagoso el 70% cacao, prefiero de 90% para arriba. Es cuestión de tiempo que os pase eso, estamos reeducando el paladar.

Encurtidos

Hay gran variedad, solo hay que estar atentos a los ingredientes, lo ideal es el producto principal, agua y vinagre, aunque lo más común es encontrarlos con sal y azúcar añadida, es mejor evitar este último, pero si no encontramos otra opción, podemos optar por enjuagarlos antes de servirlos.

☞ Altramuces

☞ Pepinillos

☞ Aceitunas

☞ Cebollitas en vinagre

☞ Alcaparras

☞ Guindillas

Cremas para untar

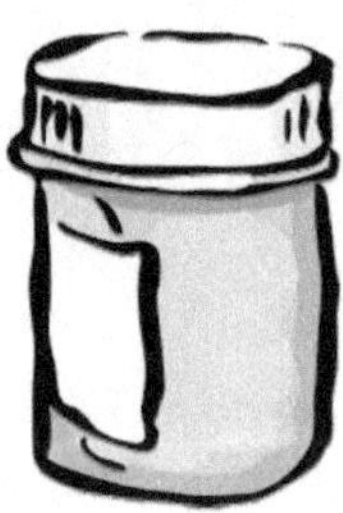

Estas son muy buenas opciones para desayunos, meriendas y snacks. Puedes ponerlas sobre una rebanada de pan integral o acompañando alguna fruta:

☞ Crema de cacao casera (receta).

☞ Crema de cacahuetes, solo cacahuetes.

☞ Crema de avellanas, solo avellanas molidas.

☞ Crema de almendras.

☞ Tahíni, pasta de sésamo.

RESUMIENDO. EN UNA DESPENSA SALUDABLE HAY...

<u>Pan integral 100%</u>

<u>Pastas integrales</u>

<u>Legumbres</u> (garbanzos, lentejas, judías)

<u>Cereales integrales</u>

Sin gluten (mijo, quínoa, trigo sarraceno, amaranto, arroz integral)

Con gluten (centeno, cebada, trigo, espelta, avena)

<u>Snacks:</u> palomitas en grano, chocolate 70% mínimo de cacao, frutos secos, fruta deshidratada, encurtidos, cremas de frutos secos para untar,...

Hay multitud de opciones en el mercado, simplemente hay que buscar la que encaje mejor con las preferencias de tu familia, si son más de comer dulces, galletas, batidos,... pues tendremos más opciones para ellos dulces, como, frutas frescas, chocolates, fruta congelada para hacer helados. Y si son más de chips de patatas en bolsa, de pizzas, de embutido, pues intentaremos tener un pan 100% integral (mirar ingredientes) para comer con aceite de oliva, con paté de atún casero, harina integral para hacer pizza en sartén súper fácil, pasta integral con una salsa de tomates casera,…. Como veis hay multitud de opciones, y no os preocupéis que os seguiré dando más.

Como ves son opciones súper fáciles y sabrosas, lo más complicado es el principio, porque es un cambio para toda la familia o para quien esté dispuesto a ello, si nuestra pareja no está por la labor de facilitar este cambio, es mejor y más sensato sentaros y hablar, sobre un posible acuerdo o una negociación. No podemos obligar a nadie a cambiar, porque no funciona así, sobre todo al principio y si a nuestros niños les cuesta hacer este cambio, podéis incluir más alimentos que les gusten pero en su versión saludable, como es el caso unas galletas caseras, podéis pasar una buena tarde haciendo *galletas* para toda la semana o *mi súper bizcocho de chocolate,* pero aconsejo que al principio, sería conveniente tener varias opciones como picoteo rico y sano, como dije anteriormente, nuestro paladar y el de nuestros hijos está acostumbrado a unos sabores algo potentes, con lo cual es mejor tener muchas opciones para nuestra familia para ir experimentando y probando nuevas recetas.

Enemigos de una dieta saludable

1. Galletas: ¿Son tan malas como dicen?

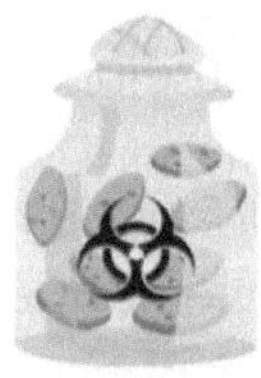

Siento decirlo, pero sí, es bollería disfrazada. Si nos fijamos en las galletas más consumidas por los niños, vemos rápi-

damente que no les proporcionan nada nutritivo, las enriquecen con vitaminas y minerales de manera artificial, pero muchas ni se absorben, ya que tiene que haber una sinergia entre vitaminas y minerales para su correcta absorción, y eso está presente en la naturaleza de manera natural con las materias primas propiamente dichas. Además esta es la gran estrategia de los fabricantes de ultraprocesados, enriquecer sus productos azucarados y con ingredientes de pésima calidad, con vitaminas y minerales, todo ello para crear confusión.

Conclusión, si algo es dañino, por mucho que se "adorne" con vitaminas y minerales no va a dejar de ser negativo para la salud de tus hijos.

Las galletas lo único que les proporcionan es que están ricas y se las comen de escándalo. El lado negativo, es que a la larga su paladar se acostumbra a ese sabor y no es comparable a nada que esté presente en la naturaleza de manera natural. Por lo tanto les costará comer verduras, frutas, legumbres,... y por si esto no era suficiente, el darles por la mañana o por la tarde galletas, le estamos privando de las frutas, o de frutos secos (dependiendo de la edad), o de verduras, como patitos de zanahoria, tomates cherry, rodajas de pepino, etc.

Es fundamental que nos demos cuenta de todo esto. Es verdad que el darle unas galletas, parece un gesto de lo más inofensivo, pero créeme que a largo plazo es de las peores cosas a las que estamos acostumbrando a nuestros hijos. Cuando creces con estos hábitos, es muy difícil cambiarlos, aunque tengas conocimientos de nutrición, muchos seguimos viendo como un manjar el vaso de leche con galletas, hemos crecido con eso y es lo más socorrido que hay, y de sabor ni te digo. De ahí, la importancia de ofrecer cosas distintas a nuestros hijos, que tengan un abanico más amplio para elegir, y si sigues estos consejos que funcionan, estoy completamente segura de que así sucederá, si así lo quieres y lo aplicas.

2. El vaso de leche con "azúcar chocolateada"

Empezaré diciendo, que normalmente hacemos un desayuno al día. Si ese desayuno comienza con estos productos poco nutritivos, no habrá opción en el día de hacer un desayuno saludable, principalmente porque estaremos desplazando alimentos realmente interesantes en esa hora del día por otros de bajo nivel nutricional. Estamos tomando energía y no estamos tomando nutrientes.

Si empezamos con un desayuno saludable, será una declaración de intenciones, será nuestro gran paso hacia el estilo de vida saludable.

3. Los zumos y batidos

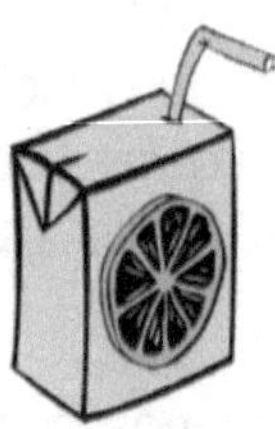

En este punto hablaremos de zumos de frutas y batidos industriales. El 70% de la familias tiene como norma darles a sus hijos un zumito para merendar, creyendo que es algo saludable y bueno para ellos, pero realmente lo que le están dando es agua, azúcar por un tubo y concentrado de alguna fruta (+ azúcar). Es increíble cómo se sigue viendo los zumos como buenos sustitutos de una pieza de fruta, o incluso como productos saludables.

Un zumo de piña de 200 ml tiene aproximadamente **25 gramos de azúcar.** Ya con esto nos hemos pasado de la cantidad de azúcar máxima por día.

¿Ves la gravedad de darles a los niños este tipo de productos?

La OMS recomienda no superar la cantidad máxima de azúcar al día, y solamente con un zumo, tus hijos han superado esa cantidad.

CANTIDAD DE AZÚCAR MÁXIMA RECOMENDADA POR LA OMS

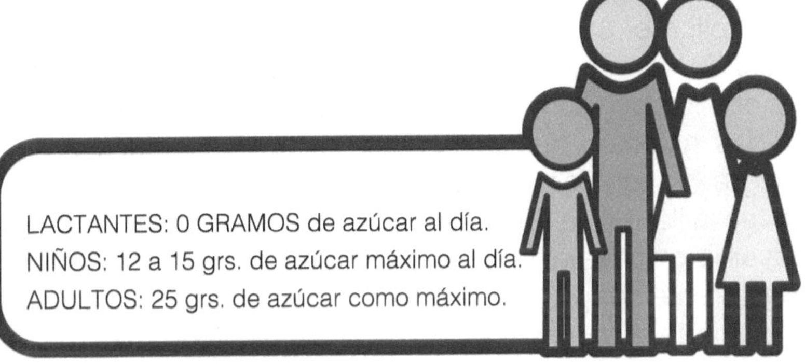

Lo ideal es 0 GRAMOS.

Imagínate, si a esto le añades unas galletas, un yogur azucarado o simplemente un sándwich, todo ello lleva **grandes cantidades de azúcar.**

¿Y por qué es tan malo el azúcar?

¿El cerebro funciona con azúcar?

Rotundamente no. No necesitamos el azúcar industrial para nada, nuestro cuerpo necesita la glucosa, y esta glucosa la podemos obtener de las verduras, las frutas, de los almidones, como la patata y de los carbohidratos. Que no os vendan la moto de que necesitamos azúcar añadida en los alimentos para tener energía, ni nada por el estilo.

Tus hijos no necesitan azúcar añadida. Cuanta menos azúcar más sanos estarán.

Te explico el por qué tienes que reducir el azúcar que les estás dando a tus hijos. Con la digestión, los carbohidratos se descomponen en unidades individuales de azúcar, llamadas glucosa, que aumentará su nivel de glucosa en la sangre, y ahora le toca trabajar al páncreas, liberando insulina (es la llave que abre las puertas de las células, para dejar pasar la glucosa al interior) para repartir la glucosa a través del torrente sanguíneo. Esta hormona, la insulina, permite la entrada de la glucosa dentro de la célula, y así nuestro cuerpo puede usar esa glucosa como combustible.

¿Y qué pasa cuando hay un exceso de (AZÚCAR) glucosa en sangre? ¿Dónde está el problema de todo ello?

El páncreas tiene que trabajar más liberando insulina para intentar colocar toda la glucosa que hay en sangre. Las células no necesitan más cantidad de glucosa (cierran sus puertas, y la insulina ya no puede abrir esas puertas), pero como seguimos ingiriendo azúcar, el páncreas continúa sintetizando insulina para intentar llevar la glucosa a las células. Llega un momento en el que las células de tu cuerpo no permiten que entre más glucosa en ellas, y se bloquean los receptores de insulina. Por lo que tanto, tenemos un exceso de insulina, de glucosa, y todo ello sin saber adónde ir.

Consumiendo azúcares durante el día, estás sobre-estimulando la síntesis de hormonas pancreáticas (primero insulina y luego glucagón). Una parte del exceso de azúcar se almacena en el hígado y en el músculo en forma de glucógeno: combustible de reserva. Pero el resto de glucosa, se transforma en triglicéridos que se almacenan sobretodo en células encargadas de almacenar grasas: los adipocitos. Ya que habitualmente tomamos durante todo el día azúcares, rara vez el cuerpo utiliza esa grasa almacenada para obtener energía (la obtención de energía es más rápida si se obtiene a partir de azúcares, en lugar de las grasas) por lo tanto vamos almacenando más y más grasas, provocando una situación de obesidad y resistencia insulínica (diabetes tipo 2)

<u>Como siempre le proveemos a nuestro cuerpo más azúcar, rara vez utiliza esa grasa para degradarla, por lo tanto entramos en obesidad.</u>

7 efectos negativos de seguir consumiendo azúcar

Ya te habrás dado cuenta de que no necesitamos azúcar, es más, no lo debes tomar ni dar a tus hijos, es uno de los principales enemigos de vuestra salud. **Aléjate de él.**

1. **Empeora el rendimiento del cerebro**. Así lo asegura el endocrinólogo Robert Lustig, quien afirma que los procesos de memorización y aprendizaje tienden a ser más lentos, en quienes consumen azúcar.

2. **Reduce la sensación de saciedad**: activa las zonas de placer del cerebro, lo que disminuye la sensación de estar satisfecho al ingerir alimentos.

3. **Acelera el envejecimiento:** disminuye la reparación del colágeno, la proteína que proporciona un aspecto saludable y juvenil a la piel.

4. **Aumento de peso:** el exceso de fructuosa y glucosa se transforma en grasa en el hígado, lo que acrecienta los riesgos de obesidad, hígado graso y de diabetes tipo 2.

5. **Daña los tejidos:** acelera el proceso de oxidación de las células. Esto puede desarrollar enfermedades hepáticas, insuficiencia renal entre otras enfermedades.

6. **Crea adicción:** consumir azúcar conduce a la liberación de dopamina, el neurotransmisor que provoca querer más de la sustancia que produce placer.

7. **Baja la energía:** si bien el consumo de glucosa, causa una sensación de energía, hay que tener en cuenta que esto es un efecto breve, pues seguido viene la "caída" causando un gran agotamiento.

4. Cereales de desayuno

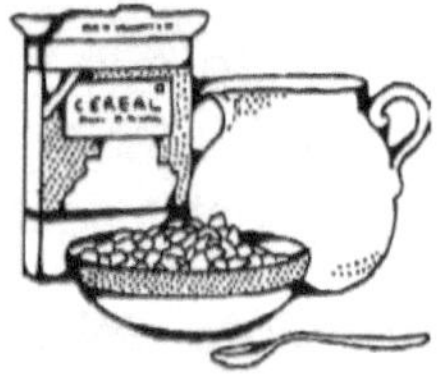

Unos cereales de desayuno, al que se le ha añadido fibra, vitaminas y azúcar, no es la comida ideal para un niño"

La ex presidenta de la OMS, Margaret Chan

Si tienes algún paquete de cereales de desayuno convencional, directamente tíralos, ni te molestes en leer la basura que tienen, o bueno léelos si lo deseas, y así sabrás en los que has gastado tu dinero.

<u>Buenas opciones de cereales de desayuno</u>

- ☑ Copos de maíz: solo maíz

- ☑ Copos de avena: en la sección de recetas os mostraré unas recetas súper ricas.

- ☑ Mijo inflado

- ☑ Espelta hinchada

Hay muy buenas opciones disponibles en muchos supermercados, investiga con nuevas marcas, y encuentra la opción saludable, recuerda siempre busca los cereales de grano completo, y con una cantidad de azúcar no superior de los 5 gramos por 100 gramos de producto.

<u>5. Embutidos</u>

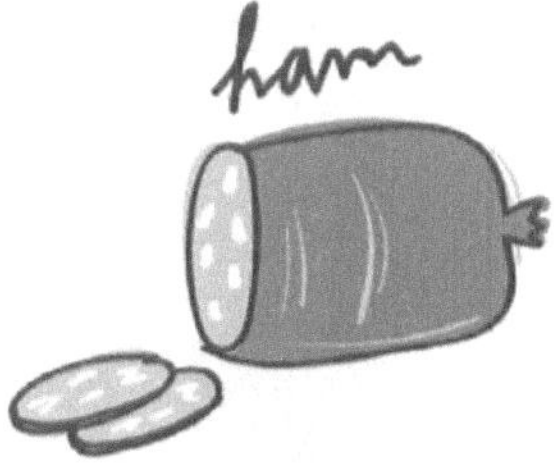

Tengo una amiga que siempre dice: el jamón cocido no le puede faltar a mis niños, y me pregunto yo, ¿y por qué?, no se lo digo obviamente, no quiero quedarme sin amigas.

Pero es una conclusión a que llegan muchos padres, sin ninguna base ni fundamento, simplemente van repitiendo los patrones de conducta que ellos mismos han aprendido de sus padres, y creen que es lo normal y saludable, pero realmente no saben ni lo que les dan de comer a sus hijos, lo peor es que creen que es saludable. No pretendo ser juiciosa con estas actitudes, pero es bueno que nos replanteemos, de vez en cuando, la veracidad de la información que barajamos, esto nos ocurre en muchos aspectos de nuestras vidas, actuamos con automatismos sin detenernos a analizar nuestras actitudes. Bueno esto es material para otro libro.

Volviendo a los ingredientes de un embutido tipo, jamón cocido, pechuga de pavo o pollo, en muy raras ocasiones supera el 60% de carne, el otro porcentaje restante, son mezclas de grasa, azúcar, sal, aditivos, almidones, todo ello para conseguir reducir el coste, y conseguir mejores texturas, que según la industria cárnica, es lo que queremos.

Tienes que ver más allá de una loncha de embutido, se pueden hacer bocadillos con ingredientes muy sabrosos y saludables. Todo esto lo encontraras en la sección recetas, donde incluiré ingeniosas ideas.

6. Los helados: ¿veneno veraniego?

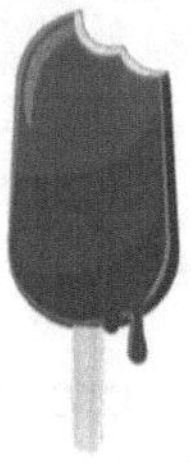

Los helados son una masa fría de grasa, azúcar, sal, huevo, aditivos, y una gran lista de ingredientes nada beneficiosos para tus hijos.

Paso a detallar con atención los ingredientes de un helado de supermercado:

- ☒ **Grasas:** Están en el pódium de los ingredientes principales. Suelen ser grasas saturadas de origen animal, de las cuales no hay que abusar.

- ☒ **Azúcar**: Bueno con solo 100 gramos de helado 27 gramos son azúcar. **Solo con un helado nos hemos pasado de la cantidad máxima de azúcar al día (**25 gramos de azúcar adultos). Los niños no deben consumir más de 15, es una auténtica locura ofrecer este tipo de productos a los niños. Te daré alternativas para hacer tus propios helados sin azúcar, a tus hijos les encantarán. Puedes dejar esta opción para momentos puntuales, lo más importante es no tenerlos en casa.

- ☒ **Sal**: Máximo 5 gramos por día en el caso de los adultos, en el caso de los niños se reduce a 2 gramos como máximo. El exceso de sal es uno de los principales causantes de la hipertensión arterial, haciendo que las arterias pierdan elasticidad y se vuelvan rígidas, dificultando el trabajo del corazón y de los riñones. Un helado no lleva tanto porcentaje, pero es un suma y sigue.

- ☒ **Frutas y derivado**: básicamente es azúcar, cuando en la etiqueta pone que tiene zumo de frutas, es básicamente azúcar, o zumo de frutas a partir de concentrado = azúcar.

- ☒ **Aditivos**: la industria alimentaria permite su uso en bajas dosis, ya que "no presenta efectos negativos en la salud" según dicen ellos.

Pero no hay estudios concluyentes sobre el efecto creado por la suma de los diferentes aditivos y su posible acumulación en el organismo.

Las grasas: Amigas o enemigas de la salud de tus hijos

Hay tres tipos de grasas principales. Están las saturadas, comer muy poco, las insaturadas, que nos ayudan a mantener buena salud y las hidrogenadas, las que debemos evitar a toda costa, y ahora os mostraré el porqué.

Grasas insaturadas	Saludables, previenen enfermedades.
Grasas saturadas	Muy pocas, en exceso son dañinas
Grasas trans	Nada, aunque consumas **poca cantidad,** originas un **gran daño.**

Grasas saturadas

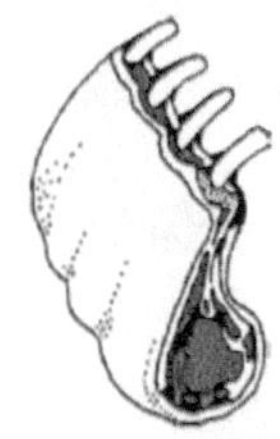

Una o dos veces a la semana como máximo, o no más del 10% de las calorías diarias. Estas grasas están presentes en alimentos de origen animal, y son las que son sólidas a temperatura ambiente, se ven a simple vista, la piel del pollo, la grasa alrededor de un filete, pero también están presentes en la yema del huevo, en el pescado, en todas las carnes animales, en la mantequilla, el queso, la leche entera, los helados y la nata.

No estoy diciendo que no consumas este tipo de alimentos, simplemente que disminuyas la grasa visible de la carne, y sustituirlo en la medida en la que puedas por otros o disminuir la cantidad de producto que se consume:

- Carne roja < Carne de ave.

- Mantequilla < AOVE.

- Queso Emmental, Edam, Havarti < Queso fresco.

....

<u>MUY IMPORTANTE</u>: No tienes que huir de las grasas, las grasas son imprescindibles, pero las insaturadas.

....

Lo que aquí te muestro es simplemente para que tú tengas información veraz y saber que hay tres tipos de grasas, una muy buena (grasas insaturadas), otras no tan buenas (grasas saturadas) y las malas malíiiisimas (grasas trans).

A medida que vayas introduciendo más alimentos sin procesar en tu dieta, te darás cuenta de que las dos grasas peores están muy presentes en los procesados industriales. Si tú te limitas a consumir alimentos, sin más, verás que no tienes que tener ese control extra.

Grasas trans o grasas hidrogenadas

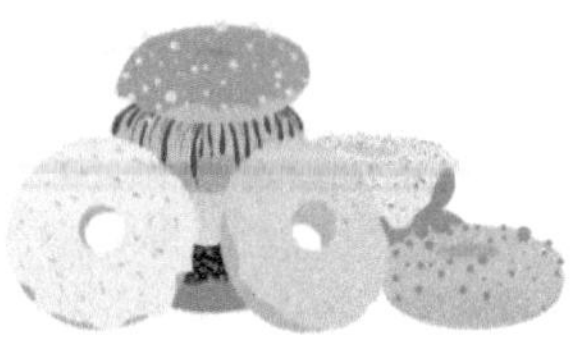

Son las malas de la película, peores que las grasas de origen animal (saturadas). Las ha creado la industria alimentaria, cogiendo grasas insaturadas (buenas) y pasándolas de estado líquido a grasa sólida, proceso llamado hidrogenación. Este proceso hace que estas grasas sean más estables y menos propensas al enranciamiento. Aumentan el colesterol malo, pero además disminuyen el colesterol bueno. Están directamente relacionadas con arteriosclerosis, que sucede cuando los vasos sanguíneos que llevan oxígeno y nutrientes se vuelven gruesos y rígidos. Las arterias tienen que estar sanas y flexibles pero esta acumulación de grasas y otras sustancias impiden tal hecho.

Además las grasas trans aumentan el riesgo de infarto de miocardio, el consumo de 5 a 8 gramos al día, aumenta hasta el 30% de sufrir un infarto de miocardio. También se asocia al riesgo de diabetes, y algunos tipos de cáncer. En definitiva, no hay ninguna justificación para su consumo.

Los expertos de la Organización Mundial de la Salud (OMS), en 2009, llegaron a la conclusión de no superar el 1% de las calorías totales al día en grasas trans. La ingesta total de grasas trans no debe ser más de 3 gramos al día. Prácticamente nada, pero en cambio los niños consumen gran cantidad de ellas. Desde pequeños los estamos exponiendo a este tipo de grasas y es un gran error que cometen los padres, y todo ello por la ignorancia, ahora ya sabes los aspectos negativos del consumo de estas grasas, y ahora te mostraré los productos donde están para que los evites por completo en tu día a día y en el de tus niños.

Como siempre en esta guía, quiero que aprendas a identificarlos por ti mismo, sin tener que ver esta lista. La industria va sacando productos nuevo cada día, y es difícil incluirlos aquí todos.

Este tipo de grasas, son peores que las grasas de origen animal, y están presentes en los siguientes productos:

- ☒ Margarinas

- ☒ Galletas

- ☒ Bollerías (magdalenas, sobaos, tartas)

- ☒ Productos precocinados (empanadillas, croquetas, pizzas, masas de hojaldre y de brisa, barritas de pescado rebozadas,…)

- ☒ Helados

- ☒ Comida rápida.

- ☒ Chucherías

- ☒ Patatas chips

- ☒ Palomitas para microondas

- ☒ Cereales de desayuno

- ☒ Chocolate comercial

Estos son algunos productos que contienen estas grasas trans, y son productos que los niños consumen en gran cantidad. Solo tienen un aspecto positivo, y no es para nosotros, es para la industria que usan estas grasas en sus productos, consiguiendo que sus mercancías duren más tiempo y además mejoran su textura y sabor, y todo a costa de la salud de tus hijos.

Al comprar estos productos, estás contribuyendo a que se sigan lucrando a costa de la salud de tu familia, y además no harán gran esfuerzo en cambiar esos ingredientes por otros no tan perjudiciales, ya que hay gente que los sigue comprando y consumiendo a gran escala. Siempre la decisión está en nuestra mano y no debemos culpar a nadie, nos dan lo que pedimos, y pedirlo es seguir comprándolo.

Grasas insaturadas

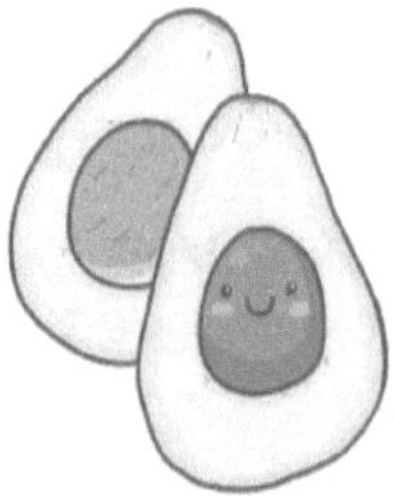

Por fin hemos llegado a las grasas buenas, las que no nos pueden faltar en el día a día, participan en importantes funciones dentro de nuestro organismo:

☺ Transportan las vitaminas liposolubles (solo se absorben en presencia de grasa) D,A,K, y la vitamina E.

☺ Las grasas insaturadas participa en la síntesis de hormonas.

☺ Contienen ácidos grasos esenciales, es decir, aquellos que el ser humano no puede sintetizar.

☺ Participan en la fabricación de las membranas celulares, y en el buen funcionamiento del cerebro.

☺ Además, suben el HDL colesterol bueno y bajan el malo LDL.

Estudios científicos, han examinado los beneficios del omega-3, presente en el pescado y las nueces, han demostrado que puede prevenir el deterioro cognitivo y el alzhéimer. Además son esenciales en la dieta de mujeres embarazadas, ya que contribuye al correcto desarrollo del cerebro del bebé.

Los omega 6, por su parte, ayudan a controlar la diabetes, mejorando el nivel de azúcar en sangre. Se encuentra en aceites vegetales sin refinar, semillas y frutos secos.

Estas son las grasas que debemos incluir en nuestra dieta y en la de nuestros hijos. Para los más pequeños, una buena opción para que consuman frutos secos, son las cremas para untar, las puedes hacer en casa fácilmente, triturando cualquier fruto seco hasta convertirse en una pasta untuosa, os mostraré algunas recetas al final del libro.

Grasas (insaturadas) buenas

☑ Aceite de oliva virgen extra

☑ Aguacate

☑ Frutos secos: Nueces, almendras, cacahuetes

☑ Semillas (semillas de girasol, semillas de calabaza, semillas de sésamo)

☑ Aceites vegetales (aceite de maíz, aceite de cártamo, aceite de sésamo y aceite de girasol) sin refinar.

☑ Pescado azul: trucha, salmón, sardinas, caballa,..

Tu mantra de las grasas: ***"consume grasas insaturadas, limita las grasas saturadas, y elimina las grasas trans"***

RESUMIENDO: los enemigos de la salud y bienestar de tus hijos, y por lo tanto cuanto más lejos mejor, son:

- ☒ Galletas

- ☒ Bollería

- ☒ Cacao soluble

- ☒ Zumos

- ☒ Batidos

- ☒ Cereales de desayuno

- ☒ Embutidos

- ☒ Grasas saturadas y grasas trans.

Al final, todos los productos enemigos de una alimentación sana, comparten 3 características básicas:

Son refinados

Tienen muchos ingredientes

Mucha cantidad de azúcar.

Con que solo tengan una de las anteriores características, ya no nos beneficia. *Lo que no suma a nuestra salud, resta.*

¿Y ahora qué hago con esta información?

Bueno ahora que eres conocedor de los alimentos saludables y las tantísimas opciones que tienes tanto para el día a día, como para los snacks, y otras tantas que encontrarás en tus visitas al supermercado, ahora toca tomar una decisión.

- ☒ Seguir alimentando a tu familia como hasta ahora, con productos desnutridos, productos en que la industria

invierte gran esfuerzo para que tú los compres, con el único objetivo de beneficiarse ellos, sin importarles ni tu salud ni la de tus hijos.

☑ Cambio, seguir unas pautas sencillas a la par de prácticas, que te brindo en este libro, para que mejores la alimentación de tus hijos y por consiguiente la de toda tu familia.

Sigue leyendo si has tomado la segunda opción.

Felicidades, no sé si eres madre o padre, pero eres una SUPER PERSONA. Con esta decisión que has tomado, vas a revolucionar tu vida. Yo lo hice en la mía, y ahora me encantaría darte la mano y guiarte en esta nueva etapa de tu vida, has pasado al siguiente nivel. No es solo cambiar pan blanco por integral, es un acto más importante, te sales de lo común, de lo que hace la mayoría, para empezar a decidir, a leer e investigar lo que quieres que consuman tus hijos, y no vas a entrar por el aro de las empresas que fabrican estos productos tan poco saludables, sus eslóganes, su bombardeo de publicidad, sus sabores cada vez más mejorados para lograr solo un objetivo, que no paremos de comer sus "inventos", y ellos lucrarse a costa de debilitarnos.

No quiero sonar conspiranoica, pero es un hecho que toda esa comida nos perjudica, y aún así hay gente que la sigue consumiendo y es parte de su dieta diaria.

Y quiero que me entiendas bien con todo esto, no te estoy diciendo que nunca más consumas estas comidas tan sabrosas y que os gustan tanto, solos que tú lo decidas de una manera coherente, sabiendo que eso no es bueno, pero está rico y os apetece, y además lo vais a disfrutar en familia. Es muy diferente, te lo aseguro.

También te aviso que tu cuerpo es muy sabio. Una vez que lo acostumbras a alimentos saludables, los procesados y refinados no te sentarán muy bien, incluso puedes llegar a sentir molestias estomacales, pero bueno según el dicho popular *"sarna con gusto, no pica"* ¿verdad?

TOCA TOMAR UNA DESICIÓN..................

Capítulo III

Sustituir los enemigos por los amigos

Aquellos que piensan que no tienen tiempo para una alimentación saludable tarde o temprano encontrarán tiempo para la enfermedad.

-Edward Stanley

Enfrentando el mueble de las galletas....

Lo primero es sacar todas las galletas de nuestra vida, es muy fea esta expresión, pero "muerto el perro, se acabó la rabia".

Esta acción nos facilitará mucho el conseguir nuestro principal objetivo, que nuestros hijos, se alimenten de manera saludable, sin ningún tipo de esfuerzo. Es una acción de apariencia muy sencilla, pero no por eso poco efectiva, de ahí la importancia de hacerla.

De manera consciente e inconsciente, estamos tomando una decisión, la de sacar de nuestra casa aquello que no nos beneficia. Las galletas, no son un producto nutritivo, todo lo

que aporta es negativo para los niños. En conclusión, tienes que salir de esa manipulación, donde te han hecho creer mediante la publicidad, que es un producto para niños, que tienen muchas vitaminas, minerales, les ayuda a crecer, y un sinfín de disparates sin sentido.

Vamos pues, a tomar las riendas de la alimentación de tus hijos, empezando en tu hogar, que es tu círculo de influencia más cercano.

Comenzamos:

1. Saca todos los paquetes de galletas y bollería industrial de la cocina, **TODOS**.

2. Lo metes en una bolsa, y a la **basura**. *" Al César, lo que es del César"*.

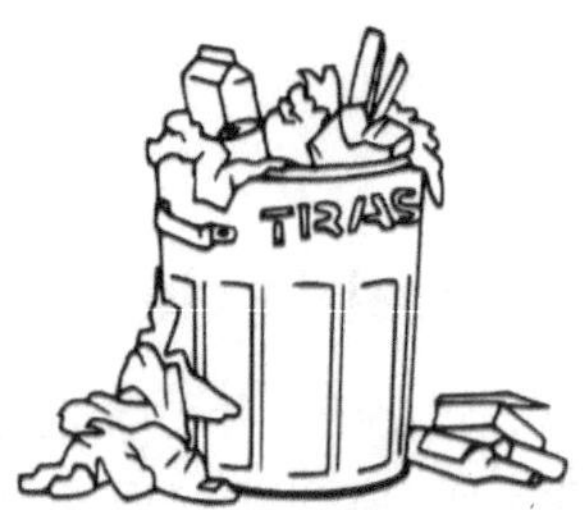

Muchos tendréis conflictos con esto de tirar "la comida", pero os recuerdo, que comida es aquello que nos nutre y alimenta, y las galletas y bollos están muy lejos de serlo.

La idea de tirar "comida", tu cerebro la interpreta como pérdida, y prefiere conservarlo, antes que sentir que has tirado tu dinero a la basura. Pero cuando te replantees tus objetivos a largo plazo, es decir, que tus hijos y tú adquiráis hábitos saludables, esto te hará cambiar esta creencia. Cuando dudes en tirar algún producto a la basura, hazte esta pregunta.

¿Tener este producto en casa, ayudará a que mis hijos coman más sano?

También están los conflictos de tirar la comida y los niños pobres, tanto si tú te la comes, como si la tiras, de ninguna manera beneficiarás a los más necesitados con este gesto. Si realmente te preocupa estás personas, ayudarles con un kilo de alguna fruta, les aportará muchos más beneficios que darles ultraprocesados.

Muy bien, ¿lo has hecho?

Es fundamental hacerlo, es una declaración de intenciones, es un renuncio a aquello que te produce un ligero placer momentáneo, y apostar por el largo plazo, dándoles aquello que de verdad necesitan para crecer y estar saludables.

Es fundamental que no tengas estos productos en casa, y al principio tienes que hacer un esfuerzo que durará pocos días para no volver a comprarlos. Tienes el hábito de comprar una serie de productos, ahora tienes que cambiar eso, y requerirá por tu parte un esfuerzo inicial, pero con los días se hará parte de tu rutina.

Este paso es el más importante, no puedes tener alimentos refinados y ultraprocesados en casa, de lo contrario te los comerás, o peor aún, se los comerán tus hijos, por lo que tu esfuerzo de introducirles a una dieta saludable no funcionará.

Empezarán a comparar sabores, y claramente las verduras no pueden competir con unas galletas o algún bollo.

Aquí te mostraré una posible lista de productos que tienes en casa que no te dejarán llevar un estilo de vida saludable, a no ser que te deshagas de ellos.

Pasos para reconocer y deshacerte de productos insanos que tengas en casa:

☠ **Galletas y bollería.** Deben ser las primeras que saques de tu casa, más adelante te daré consejos para sustituirlas.

☠ **Pan de molde**. Si es pan blanco, ni te molestes en leer ingredientes, pero si es "integral", importante mirar si solo lleva harina integral, ninguna otra. También hay que ver las grasas que han utilizado para su elaboración, normalmente es aceite de girasol refinado, por lo que lo descartaremos de inmediato.

☠ **Chucherías, chocolatinas y demás.** No te vas a quedar sin snacks, simplemente los vas a sustituir por otros súper ricos y es cuestión de tiempo que te acabes enamorando de ellos.

Así que, coloca en tu encimera todos los productos que usas como snacks, y lee los ingredientes para ver si hay algo que merezca la pena y lo demás deséchalo.

Es importante que conforme avances en la lectura vayas siguiendo las pautas, de lo contrario, no te servirá de nada haber adquirido este libro. Hay una parte tuya a la que todo esto no le está gustando nada, y está muy incómoda, porque no le gustan los cambios, pero es cuestión de tiempo que esta manera de alimentarte pase a formar parte de tu vida, y pronto vas a ser incapaz de volver a meter unas galletas en tu carro de la compra.

☠ **Refrescos, zumos y batidos:** Ya sabes la cantidad de azúcar que llevan estos productos, y si te aferras a los que son sin azúcares, llevan edulcorantes artificiales, que son incluso peores que el propio azúcar. Dotan al producto de un sabor más dulce, por lo que no estás reeducando tu paladar, ni el de tus hijos. No hay nada en la naturaleza tan dulce, así que el umbral del dulzor estará por las nubes. Los niños al probar las verduras y las frutas al natural, no les gustan, porque no le encuentran sabor, su paladar está acostumbrado a otro tipo de productos más intensos, este es el principal motivo por el que a tus hijos no les gustan **los alimentos saludables.**

Los edulcorantes artificiales, tampoco son la solución. El papel de los edulcorantes en relación a las distintas enfermedades, principalmente el cáncer, ha sido debatido durante años. Más de 50 estudios han sido publicados sobre los edulcorantes aprobados por el FDA (Administración de Medicamentos y Alimentos), no han dejado claras sus consecuencias en la salud. Parece que no tienen ningún beneficio, más allá de proporcionar un sabor dulce a las comidas y bebidas. Es más, tendemos a creer que al ser productos sin azúcar, los relacionamos con productos saludables, y es un gran error. Por regla general, huye de los productos sin azúcar, ya que para hacerlos más sabrosos y mejorar su textura, tienden a tener más grasas trans y sus ingredientes principalmente son refinados.

Tú puedes elegir si ingerirlos o no. Mi misión con este libro es que aprendamos a comer, y saber apreciar los sabores que nos brinda la naturaleza.

Hay una opción presente en la naturaleza para endulzar, y es la planta de **Stevia.**

Es la que consumimos en casa, las hojas secas y molidas que se comercializan de esta manera. Se utiliza para endulzar una taza de café, o para alguna infusión. También se puede agregar un pelín de estas hojas molidas a las diferentes preparaciones. Tiene un sabor algo peculiar, pero es cuestión de acostumbrarse, hasta mi pareja, se ha acostumbrado a su sabor, y le gusta. Puedes adquirir la Stevia en formato líquido, de esta forma el sabor es algo menos intenso, y los niños no la rechazarán. Pero con la Stevia hay que tener algo de cuidado, ya que la que encontramos en los supermercados, apenas tiene un 2% de glúcidos de steviol, que es el componente de la Stevia que le aporta el sabor dulce. Los demás ingredientes son agentes de carga y otros edulcorantes sintéticos. Además la industria se aprovecha del buen nombre de la Stevia, para incluirla en sus productos en pequeñas cantidades, pero con grandes letras, para confundir al consumidor y hacernos creer que un producto por llevar Stevia es más sano, son sus estrategias de marketing.

Si quieres comprar stevia de verdad, te tocará recurrir a tiendas ecológicas u otros establecimientos online especializados, aunque eso tampoco es una garantía. Mira siempre las etiquetas (que al menos observes porcentajes elevados).

Sería interesante, tener una planta de Stevia en casa, e ir con ayuda de los niños cosechando las hojas y dejándolas secar, para así tenerlas molidas, listas para su uso. Será divertido, y a los niños les encantará ayudarte.

Recapitulando, es importante no comprar más zumos, batidos y refrescos. Tus hijos no necesitan esa cantidad de azúcar para merendar, solo un botellín de agua para hidratarse.

El mejor sustituto para el zumo, es una fruta, y para los batidos, un pequeño brick de leche, o alguna bebida vegetal de coco, avena o almendras, siempre mirando los ingredientes. Es fundamental que te acostumbres a leer los ingredientes de lo que consumes, se convertirá en parte de tu rutina con el tiempo y lo harás por puro hábito.

☠ **Pasta:** Es el alimento preferido de los niños, y seguro que el de tus hijos también. Pero a partir de ahora vamos a sustituir esas pastas con harina refinada, sin apenas valor nutricional, por otras, hechas con el **grano completo**.

Hay pastas integrales en cualquier supermercado, mira siempre los ingredientes, porque es muy común que usen harinas blancas y luego le añadan el salvado, eso no es integral.

Ejemplo de "falsas" pastas integrales

PASTA QUE SÍ ES INTEGRAL 100%

Ingredientes: sémola **integral** de trigo duro, agua.

PASTA QUE NO ES INTEGRAL

Ingredientes: sémola de trigo duro, salvado y germen de trigo.

A no ser que leas los ingredientes, no podrás darte cuenta de esto, es fundamental que incorpores este hábito, y te vayas dando cuenta que productos te conviene comprar y que otros dejar en los estantes del supermercado.

☠ **Comida precocinada:** Tipo pizzas, nuggets, salchichas, barritas de pescado, croquetas, empanadas, patatas para freír,... Hay muchísimos productos precocinados en los supermercados. Pensamos que nos ayudan a gestionar y preparar nuestras comidas, pero no logramos ver su aspecto negativo a largo y corto plazo.

Alguna vez los puedes comprar, en esos días que te apetece y sabes que es un momento puntual. Recuerda, que lo que importa es lo que hagas el 90% de tú día, ese tanto por ciento restante puedes sucumbir a esos productos.

Algunas veces, a mi hija, se le antojan las barritas de merluza precocinadas que ve en el supermercado, y justo coincide en esos días en los que no tengo nada preparado y voy algo cansada. Al coger el paquete en mis manos y disponerme a leer los ingredientes y ver toda la harina refinada, el aceite, y demás ingredientes, de repente me surgen fuerzas de donde antes no tenía, y termino comprando algún pescado, copos de maíz y huevos, y con esos ingredientes le hago unas fantásticas y saludables barritas caseras y no acarrea tanto tiempo como podemos creer. Te dejo la receta de unas barritas de pescado súper ricas y saludables.

☠ **Patés:** Es muy impactante el eslogan del hierro en el bocata, pero hay fuentes de este mineral más interesantes que darles, una mezcla de hígado, grasas y otros ingredientes para dar forma a esta pasta, nada recomendable para nuestros hijos. Por el contrario puedes optar por hacer tus propios pates, que no te llevarán más de 5 minutos

Te dejo 5 recetas de patés, para hacer en un momento.

☠ **Yogures de sabores o con frutas añadidas, yogures líquidos o postres como natilla o flan.** No entiendo muy bien por qué algunos padres insisten en ofrecer estos últimos a sus hijos. Unas natillas con **26 gramos de azúcar, el equivalente a 6 terrones.** Es una barbaridad que en una sola porción consuman esa cantidad de azúcar, y además con ingredientes añadidos nada

saludables. Como ya vimos en capítulos anteriores, un yogur de fresa por ejemplo, ya **rebasa la cantidad de azúcar que debe comer un niño al día.** Lo ideal es darles un yogur natural y picarle una fruta, o si prefieren la versión Stracciatella le puedes rallar una onza de chocolate negro 70%.

No tengas la expectativa de que tu hijo se coma estas opciones sin protestar, ellos no son conscientes del beneficio de este cambio de alimentación, así que al principio hay que tener más paciencia con ellos.

En mi segundo libro, *La Tríada Poderosa. Súper poderes para la vida real,* dedicado especialmente para los niños, a fin, de vayan entendiendo el beneficio de la alimentación saludable, del deporte y del pensamiento positivo. Tú hijo puede ir aprendiendo estos conceptos de forma fácil, y comprender el impacto que tendrán en su salud.

☠ **Salsas:** *La mayonesa, el kétchup, la mostaza, la salsa césar, salsa de yogur, salsa de soja, salsa deluxe, salsa burguer.* Bueno, hay infinidad de salsas en el mercado, y casi todas son muy poco recomendables. El kétchup es la salsa predilecta de los peques, o mejor dicho, es la que se le ha añadido a diestro y siniestro a casi todas sus comidas. Esta salsa no es imprescindible, pero hay veces que apetece, podéis encontrar buenas opciones en el supermercado, o sustituirlo por tomate frito con buenos ingredientes.

Te dejaré mi receta de salsas y kétchup casero.

Sustituye esto por aquello

Bueno, no todo iba a ser sacar comida ultraprocesada de tu casa, ahora vamos a incorporar las sustituciones básicas que podemos hacer con los productos refinados que tenías:

Panes y harinas

Pan de molde	→	pan integral 100%
Pasta blanca	→	pasta integral
Sopa de sobres	→	brick de caldo
Fiambre de pavo/pollo/ cerdo	→	pechuga de pollo cocida (receta)
Yogures de sabores y postres lácteos	→	yogures naturales sin azucarar
Pizza industrial	→	pizza casera
Queso fundido	→	queso en lonchas
Queso en triángulo	→	queso
Margarina	→	mantequilla
Aceite de girasol	→	AOVE
Azúcar blanca	→	stevia
Zumos de fruta	→	pieza de fruta

Batidos	⇒	leche
Refrescos	⇒	agua
Bollería	⇒	Bocadillo
Galletas industriales	⇒	Galleta casera (receta)
Patatas chips	⇒	Palomitas
Chocolate con leche	⇒	Chocolate 70% como mínimo
Mayonesa industrial	⇒	Mayonesa casera con aceite de oliva
Cacao soluble	⇒	Cacao puro en polvo
Patatas fritas	⇒	Patatas "fritas" al horno
Nuggets industriales	⇒	Nuggets caseros (receta)
Crema de untar chocolateada	⇒	Crema de cacao y avellanas casera.
Helados industriales	⇒	Helados caseros
Masa de empanadillas industrial	⇒	Masa de empanadillas casera (ver receta)
Pastel de panadería	⇒	Un pastel casero (ver receta)
Té de limón lata	⇒	Té de limón casero

Frutos secos fritos y con sal	→	Frutos secos al natural
Cereales de desayuno	→	Cereales inflados con solo el cereal
Copos de maíz azucarados	→	Copos de maíz sin más
Quicos	→	Garbanzos especiados al horno
Palomitas industriales	→	Palomitas hechas en casa
Yogur bebido	→	Un batido de yogur natural, frutas y leche
Salchichas	→	Salchicas caseras
Cremas de verduras preparadas	→	Cremas de verduras casera

Beneficios que te aportará implementar una alimentación saludable en tu casa

Ya sabemos que las frutas y verduras son el mejor alimento y tienen que estar presentes en grandes cantidades en nuestra dieta diaria. Además de incluir las frutas y verduras, debemos incluir cereales integrales, legumbres, pescado, y en menor cantidad la carne, pero ¿por qué? ¿Qué razones de peso nos tienen que motivar para realizar este cambio?

Empezar a educar a nuestros pequeños en este estilo de vida, les ayudará a tener una vida de adultos más sana y reducir de manera significativa el riesgo de padecer ciertas enfermedades.

EN EUROPA, SE ESTIMA QUE LA ENFERMEDAD
CARDIOVASCULAR ES LA CAUSA DE

4 MILLONES

DE FALLECIMIENTOS CADA AÑO,
LO QUE SUPONE EL

47% DE LAS MUERTES

1 de cada 5 muertes en todo el mundo, es a causa de una mala alimentación

En un estudio de la revista *The Lancer*, donde han participado más de 130 científicos, se concluyó que las dietas poco saludables son las responsables de más muertes que el propio tabaco, o cualquier otro factor de riesgo. Aumentan las enfermedades cardiovasculares, el cáncer y la diabetes. Todas ellas dependen en un altísimo grado de nuestro estilo de vida.

Si a tus hijos desde bien pequeños, les estás acostumbrando a estos productos insanos, y a esta forma de vida, prácticamente es una condena que se les hace como padres.

Aunque no sepas los datos exactos, y cuáles son los ingredientes perjudiciales, sabes que la alimentación que les das no es la mejor para ellos, y eso en tu fuero interno te perturba. Como madre o padre, nuestro papel en la vida de nuestros hijos, es prepararlos para el mundo de la mejor manera posible, y luego dejarles que vuelen solos.

Pero si nosotros que tenemos ese papel tan importante, no les estamos enseñando a que se sepan mover en este mundo, donde la alimentación se ha pervertido mucho, donde es

101

más barato un paquete de galletas que un kilo de fruta, donde los ultraprocesados están más al alcance que productos frescos, donde la normalidad es merendar galletas y zumo, que comerse una manzana. Tenemos una gran responsabilidad entre manos, y nuestro día es tan caótico que no nos paramos a pensar en ello.

Enseñarle esto a tus hijos, es más importante para ellos a largo plazo, que apuntarlos a inglés o a clases de violín. Esto es una base para tener buena salud mental, emocional y física, que les ayudará a conseguir sus objetivos, marcarse retos y ser ambiciosos, cuando sean adultos.

Es como una planta. Nuestro hijo ahora es un tierno brote a nuestro cuidado. No importa la edad que tenga, mientras esté en nuestra casa, nosotros somos responsables de su nutrición y por tanto de su salud. Ese brote necesita estar en una tierra con nutrientes, para así crecer y convertirse en un gran árbol. Esa tierra, la luz del sol y el agua, es la alimentación que recibe nuestro pequeño día tras día, y es la que marcará la diferencia con respecto a su salud.

No importa que muchas comidas las haga fuera de casa, ya sea en comedor, o con algún familiar, lo que sí importa es las comidas que haga en tu casa, donde está la mayor parte del tiempo.

¿Dónde está el fallo?

Hay personas que creen que comen saludable, pero no es así. Son las que más les cuesta cambiar, porque ya tienen una idea en su mente y les cuesta salir de ahí. Todos creemos que sabemos qué alimentos son sanos y cuáles no, pero quizás deberías replantearte lo que sabes, si tus comidas se basan en productos procesados.

Te voy aponer un ejemplo de la dieta de una persona que "CREE" que le aporta a sus hijos una alimentación saludable.

<u>DESAYUNO</u>

1 vaso de leche, con un bocadillo de pan (blanco) con jamón y queso.

<u>MEDIA MAÑANA</u>

Un yogur de fresa

<u>COMIDA</u>

Arroz en paella con pollo

<u>MERIENDA</u>

Zumo de naranja natural

<u>CENA</u>

Sopa de pollo con fideos, un huevo en tortilla y un poco de queso fresco.

Aparentemente, es un menú saludable, y es mejor que el de la media. Te paso a detallar los errores que tiene este menú supuestamente saludable.

Desayuno

El vaso de leche está bien, pero el pan blanco, no tiene apenas valor nutricional por lo que únicamente estará comiendo y no nutriéndose. El embutido como jamón cocido o pechuga de pavo, son proteínas de baja calidad, además de su ración de aditivos y conservantes a primera hora del día. El queso, para ser saludable, en sus ingredientes solo figurarían los fermentos, la leche y la sal, si es así, estará bien.

Media mañana

Con el yogur de fresa, le estarás aportando casi 16 gramos de azúcar, la cantidad máxima recomendada para los niños. Lo peor es que se sigue viendo como un producto saludable.

Comida

El arroz si es blanco (lo más seguro es que sí), es un arroz carente de nutrientes, podría hacer el plato más nutritivo, al hacer la paella con el arroz integral, solo hay que pillarle el truco al arroz, es cuestión de práctica.

Merienda

Es lo que más nos cuesta entender, pero un zumo de fruta natural, no es igual que la fruta. En el zumo apenas va la fibra, lo que hace que una fruta se digiera más lentamente, cuando te tomas el zumo, el azúcar libre que contiene, hace el mismo efecto que el azúcar añadido, por lo que en un vaso de zumo de naranja de 250 ml, hay 25 gramos de azúcar libre.

Es una barbaridad para un niño.

Tenemos que desmitificar las propiedades que se le han atribuido por nuestras madres y abuelas al zumo de naranja natural.

Cena

Los fideos, al igual que el arroz, lo más seguro es que son fideos blancos, por lo que no tienen ningún valor nutricional.

El huevo y el queso están bien, pero es visible que esta dieta tiene un alto contenido en proteínas de origen animal. La OMS aconseja que la energía procedente de proteínas no supere el 15% de las calorías totales en la dieta infantil.

Esta dieta concretamente tiene 1560 Kcal aprox.

Repartidas en:

1. 232 Kcal en forma de **proteínas**, representa el **15%**

2. 888 Kcal en forma de **carbohidratos**, representan **57%**

3. 441 Kcal en forma de **grasas**, que representa el **28 %**

La cantidad de proteínas presentes en esta dieta, está en el límite de las cantidades que recomienda la OMS. Los niños europeos toman más cantidad de proteínas de la que necesitan. No hay que eliminar las proteínas, obviamente. Estas son necesarias para que crezcan sanos y reparen sus tejidos, además de fabricación de enzimas y ciertas hormonas, pero su exceso produce:

❖ Una sobrecarga en los riñones y el hígado, que tiene que eliminar los desechos que se forman como la urea y el ácido úrico.

❖ Genera grasa en el organismo

❖ El exceso de fósforo de las proteínas, compite con el calcio, pudiendo generarse una descalcificación.

❖ Consumo excesivo de sodio y grasas saturadas

Si analizamos esta dieta, es evidente que faltan las frutas y las verduras, como cereales integrales y legumbres.

Quizás tú le prepares un menú similar a tu hijo y creías que comía sano, pero el que este menú no tenga productos procesados industriales, no lo convierte en saludable. La falta de frutas, verduras, cereales integrales y legumbres, convierte este menú en un menú poco saludable, y no aportará a nuestros hijos, la cantidad de minerales y vitaminas que necesitan, como tampoco aporta las grasas insaturadas presentes en productos de origen vegetal con el AOVE o los frutos secos.

Te voy a ir guiando para que la base de tus platos sean las verduras, acompañadas de cereales integrales y como proteína vegetal, las legumbres, para ir disminuyendo el consumo de carne, dejando ésta para consumir de 1 a 3 veces en semana.

Mi objetivo con esta guía es que aprendas a organizar un menú semanal saludable, de manera sencilla, sin tener que pasar mucho tiempo en la cocina. Te enseñaré cómo lo hice yo, y cómo muchas familias han conseguido pasar de basar su alimentación en productos procesados, a cambiar completamente sus comidas, basadas en alimentos nutritivos, y además de todo ello, ahorrando más del 30% en la cesta de la compra.

En el siguiente capítulo, te mostraré consejos básicos, tips sencillos, para que puedas empezar mañana mismo con este cambio de alimentación, toda la familia saldrá ganando, y tú serás responsable de ello.

Conoce a tus hijos

¿Sabes cuál es la fruta preferida de tus hijos? ¿Sabes qué verdura toleran más? ¿Y las legumbres?........

Seguramente contestarás sin mucha dificultad a estas preguntas; pero, ¿sabes qué?

Que estas frutas, verduras, legumbres y cereales que les gustan a tus hijos, son simplemente las que tú les has ofrecido más veces. Muchas veces oigo a madres decir, ¡mi hijo come muy mal! ¡A mi hijo no le gustan las verduras! ¡No le gusta el brócoli!......, ¡no le gustan las lentejas!....., no le gusta.... no le gusta..., y así un largo etc.

Estamos acostumbrados en centrarnos en lo que no les gusta, en vez de potenciar lo que sí les gusta, de esta manera nos centramos más en lo "malo" que en lo "bueno", otorgando más poder y potenciando las situaciones que no nos gustan, en lugar de poner más energía y potenciar lo que Sí le gusta

Si a tu hijo no le gusta una verdura, aquí vas a aprender y experimentar ofreciendo el mismo alimento de distinta manera, otros con similares micronutrientes…… Hay muchas opciones que ofrecer.

Te ha pasado, al ir con otras personas o en diferentes situaciones, que tu hijo come alimentos que en tu casa, simplemente no probaría. Es muy común que pase, pero es porque los padres vamos, con ideas preconcebidas, diciendo lo que les gusta a nuestros hijos y lo que no, y les arrebatamos la posibilidad de experimentar. O simplemente porque haya rechazado un alimento una vez ya ni nos molestamos en volver a ofrecérselo, pero déjame decirte que los alimentos que les acabarán encantando a tus hijos, son los que más veces consumís en casa. Ojo al dato. Para que a un niño le guste una verdura, la tiene que haber probado, por lo menos entre 8 y 15 veces. Muchos de nosotros desistimos, porque han dicho que no les gusta. Hay múltiples estrategias para que los niños consuman esa misma verdura con distinta presentación.

Consejo para que se acaben la comida que les ofreces

Estos consejos son muy poderosos, pero no por ello complicados o difíciles de instaurar. A veces, lo más sencillo, es lo más efectivo:

Pongámonos en contexto, ya eres una madre o un padre concienciado con la alimentación de tus hijos, y les has pre-

parado una nutritiva cena, que consiste en brócoli al vapor, tomatitos cherry, y quínoa al pesto casero. Estás deseando que tu hijo se acabe el brócoli, los tomatitos y la quínoa, y sentirte satisfecha como madre/padre, por fin estás nutriendo a tu hijo de verdad.

Bueno ahora te tiraré una jarra de agua fría, y te diré que tu hijo empieza a protestar, no le gusta la cena, los tomates cherrys le pican, los granos de quínoa se mueven,...

Bueno están cansados y tienen mucha imaginación. Tú te empiezas a enfadar y al final, te enfadas con tu hijo, te desestabilizas, y, o se va a la cama sin cenar, o acabas haciéndole una tortilla francesa, en el mejor de los caso.

Voy a pasar a comentarte los consejos que yo he seguido, para lograr que mi hija se coma todo su plato, te repito que son muy obvios pero no por ello ineficaces:

Objetivo: cena acabada

1. Para que se acaben la cena, hay que mirar **la comida anterior**. Ya hemos hablado de las galletas y el zumo, y es casi imposible que a los niños les encanten las verduras, con semejante dulzor de las galletas y del zumito.

2. **Meriendas ligeras**: una pieza de fruta o dos si son pequeñas. De esta manera lograremos que tus hijos lleguen a la siguiente comida con hambre, y se reducen drásticamente las quejas acerca de las comidas.

3. **Juegos en el exterior, movimiento.** El niño tiene que llegar hambriento para la cena. Los primeros días de esta incorporación repentina de las verduras, hay que hacer ese esfuerzo extra para dar paseos más largos

o hacer diferentes planes pero que impliquen movimiento. Es algo que os beneficiará a ambos, el caminar aporta grandes beneficios para la salud, entre ellos mejora la circulación sanguínea, te ayudará a tener más energía, y además podrás disfrutar charlando con tus hijos sin distracciones.

4. **Para beber, solo agua**. Si le metes un zumo a la merienda eso le aguantará en el estomago, y no querrá terminarse la cena.

5. Si es necesario, deberás **dejar de frecuentar sitios donde veas que él o ella pueda tomar galletas** o cosas por el estilo. No estás haciendo nada malo, ni aislando a tu hijo del entorno, solo quieres protegerlo hasta que adquiera el hábito y se familiarice con estos alimentos, y luego ya no importará que un amiguito, con todo el amor del mundo, le dé una galleta o algún snack.

Después del paseo, ya llegó por fin **la hora de cenar:**

Ofrécele **primero** siempre **las verduras** que más te interese que se acabe. Primero esa verdura, cuando se la acabe, ya puedes llevarle el otro plato con el resto de la cena. Mi hija ya me pregunta, que me interesa más, refiriéndose qué verdura se tiene que comer antes. Crees que si yo a mi hija, que come sano prácticamente desde que nació, le pongo un plato, con espaguetis a la boloñesa, tomatitos cherrys y brócoli, es obvio que si por ella fuera se termina primero los espaguetis, luego no le queda apetito para comerse lo que me interesa que se coma, y que es realmente lo que le va a nutrir.

Los primeros días, en las comidas principales, procura que el segundo plato sea algo que le guste mucho a tu hijo, pero en su versión saludable. Por ejemplo, si le gusta la pasta,

pues macarrones integrales con salsa de tomate casera. Eso le motivará para que se termine las verduras y pueda comerse su delicioso plato favorito. Y ojo no hablo de premiarles con la comida, hablo de que en la vida, para conseguir eso que tanto queremos, hay "tareas"/comidas, que tenemos que hacer/comer para poder disfrutar de aquellos que ansiamos. Así es la vida, pura y maravillosa.

Repito, los macarrones con tomate no es un premio, es la consecuencia de terminarse las verduras. Así que no le repetimos al niño, frases como, hasta que no te acabes la coliflor, no te traigo los macarrones. Va a odiar la coliflor, porque es la única cosa que se interpone entre él y el plato de macarrones. Esto debería convertirse en una regla para toda la familia, primero se trae el plato de verduras, cuando se acabe, vamos a por los resto de platos. Con el tiempo, podrás llevar todas las comidas a la vez, y tu hijo habrá entendido que para comer el segundo plato, primero se tendrá que acabar el de las verduritas.

¿Te gusta el pan con las comidas?

Es una costumbre muy arraigada en muchísimas partes del mundo, pero para nuestros niños, no les beneficia que se llenen de pan, está quitándole sitio a las comidas que realmente tienen más nutrientes. Es cuestión de acostumbrarse a no poner pan en la mesa, si tenéis un fuerte hábito, **limitar las porciones de este.**

Cuando tu hijo, diga que no quiere más, eso es ley. No lo fuerces a comer, si él siente que ya ha comido suficiente, eso es lo importante. Como madre, te entiendo perfectamente, porque siempre queremos que coma un poco más, no sé muy bien por qué, pero ahí está. Me resulta muy curioso, ver cómo los niños en un cumple o en una reunión de amigos, van buscando a sus mamás, para decirles que ya no quieren más, a lo que la madre siempre responde con el mismo gesto, mira el plato detenidamente y analiza la cantidad de comida que se ha comido su hijo, para ver si es suficiente para ella. Y siempre lo incita a que coma un poco más, a lo que el niño se niega, y bueno, el niño ha conseguido lo que quería de su mami, que le prestara atención en ese instante.

¿Postre? ¿Qué es eso?

Hay que olvidarse del postre por completo. **No es necesario**. Hubo un tiempo que mi hija se acostumbró a pedirme postre después de comer, y es porque estuvo unos días comiendo con su abuela, y le acostumbró a tomar un yogur, una fruta o incluso un helado, después de una comida. Yo inmediatamente me percaté, ya que mi hija me lo pedía. Así que fui explicándole que no necesita un postre, si tiene más hambre, puede repetir si lo desea, pero un postre no es necesario. Si le apetece un yogur, se lo tomará en la merienda. Los adultos, en este caso, les transmitimos a los más pequeños nuestras costumbres, sin detenernos a pensar si son beneficiosas o no.

Estos consejos que acabas de leer, los puedes extrapolar a cualquier comida del día:

ALMUERZO

- **Tentempié ligero,** como fruta, un yogur natural,… queso fresco.

- **A la hora de comer**, como siempre, **las verduras primero**, pero para toda la familia, no le puedes decir una cosa a tu hijo y hacer tú otra, recuerda, que él hace lo que ve y no lo que le dices.

- Y luego el resto de la comida. Si por un casual, tu hijo no se quiere comer el primer plato, porque no le guste, tendrá que esperar a que acabe su padre/madre para poder ofrecerle otra verdura de primero, y hacer el mismo mecanismo. Esto no puede convertirse en algo muy asiduo, no estáis en un restaurante, así que tampoco te obligues a tener tantas opciones. Si con antelación de presentar el primer plato, sabes que a tu hijo le va a costar comérselo, ofrécele menos cantidad que de costumbre, para evitar que lo rechace.

- Y como siempre, nada de postre.

¿Quién inventaría el dichoso postre después de comer?

Y para la merienda, exactamente lo mismo, si vais a dar un paseo, o te pilla una tarde en la calle y vas sin repuestos saludables, lo mejor, es detenerte en una frutería, comprarles un plátano, o cualquier fruta que les apetezca, y ya luego si os apetece merendar en una cafetería, o tomar un helado, por lo menos se ha comido la fruta antes. Y si tienes suerte con la fruta y es suficiente ni se acordará de querer otra cosa.

Cómo enseñarles este estilo de vida a tus hijos

La comida que comes puede ser la más poderosa forma de medicina o la forma más lenta de veneno.

-Ann Wigmore

Tu hijo ya conoce los sabores de la comida azucarada y ultraprocesada, tú ahora le quieres limitar esas comidas, por lo que no estará muy contento.

Él se revelará, y posiblemente habrá días en los que no se querrá comer lo que tú le ofreces, en estos momentos algo confusos para tu hijo, es donde más paciencia tenemos que tener, es cuestión de tiempo.

En estos momentos tienes que ser **firme, pero comprensiva.** Firme, porque tus hijos te necesitan como su guía, para marcarle las directrices y ser modelos de conducta para ellos, pero también necesitan que seas **comprensivos y amorosos con ellos**. En el punto medio está la clave, **sin excederse en la firmeza porque caeríamos en el autoritarismo, ni ahogarlos en el cariño. Es la tarea más difícil con que nos enfrentamos los padres**.

"No hay educación sin autoridad"

-Alexander Lyford-Pike

Te enseñaré como combinar la ternura y la firmeza en el contexto que nos atañe:

- **Si tu hijo no quiere comer más, respétalo**. Tienes tiempo para seguir ofreciéndole alimentos saludables.

- ¡No me gustaaaa! Cualquier madre o padre odia esta frase. Eso implica regañinas, chantajes, y posibles gritos. Evítalos en todo lo posible. Si hay alguna verdura que no le gusta por el momento, ofrécele otra opción de la misma categoría, y que sea fácil de preparar, como picar un tomate o un pepino, medio aguacate,... Dale solo una opción, recuerda que no estáis en un restaurante. Además si le acostumbras a cambiar un alimento por otro, no le dejas que pruebe, experimente, y pueda gustarle en un futuro, recuerda que para que a un niño le guste una verdura la tiene que haber probado entre 8 y 15 veces.

- **Intenta comprenderlo**. Ha comido muchos alimentos industrializados, y recuerda sus sabores. Al principio para evitar los "no me gusta", intenta hacer recetas sanas, que él ya se comía sin problema, y agrégale más verduras, o algún cereal integral. El mejor consejo que te puedo dar para que acepten las verduras es **la paciencia.**

- **Potenciarlo con frases positivas**, como, estamos orgullosos de ti por probar esa verdura que no te gustaba tanto. Es más efectivo centrarnos en aspectos que queremos potenciar, en lugar de ver lo que no ha comido, o ha rechazado.

- No importa que ahora solo le gusten cuatro verduras mal contadas, ya le irán gustando las demás. Su paladar se irá acostumbrando a los alimentos naturales y las aceptará más fácilmente con el tiempo.

- No se va morir por no comer una comida, así que tranquila. Todos tenemos un instinto de supervivencia que hará que acabe comiendo algo. De todos modos si ves que ha disminuido su ingesta calórica drásticamente, debes acudir a su pediatra de inmediato.

- Es importante que alguna comida principal, la hagáis en familia, puede ser el desayuno, comida o cena, y podáis tener buenos recuerdos de ello.

Tú papel como madre o padre de la criatura

Ya vas teniendo nociones sobre nutrición, vas comprendiendo lo que los alimentos saludables hacen en nuestro cuerpo, y cómo los productos insanos nos destruyen lentamente.

Quizás tengas sentimientos de culpa por haberles dado a tus hijos esos productos en grandes cantidades, pero déjame decirte una cosa: hoy en día la mujer lleva muchísimo peso en la familia, tenemos que realizarnos como personas, con nuestros proyectos y nuestro trabajo, luego está la pareja, donde requiere también de nuestra atención y mimo. La organización de la casa, donde la desigualdad sigue existiendo, tanto en limpieza (organizar lo que tiene que hacer cada miembro), como en organizar el menú semanal. También están los hijos, que demandan nuestra atención constantemente, necesitan de nuestro cariño y pasar tiempo de calidad con nosotras. Con este panorama que enfrentamos las mujeres, se nos hace complicado dar el 100% en cada una de estas tareas.

"Todavía hoy existe una gran desigualdad en las responsabilidades asumidas por hombres y mujeres en las labores de cuidado de la familia, aun cuando estas últimas desarrollen al mismo tiempo un trabajo remunerado".

Julia Pérez Correa
(Experta en diversidad familiar y mediación)

Respecto a la alimentación, es algo que se descuida muchísimo por esta falta de tiempo. Creemos que para comer sano hay que pasar horas en la cocina, perder ahí nuestro día. Y nada más lejos de la realidad.

Te voy a demostrar, si sigues mis recomendaciones, cómo puedes cambiar todo eso, al mejorar tu alimentación, eso afectará a tu salud mental y energía física. Tener más energía, te hará estar con la vibra alta, estarás más feliz.

¿Es que conoces a alguien alegre, con la energía baja o *cansado?* Es imposible estar agotado, cansado mental y

físicamente, y ser feliz. Quizás pienses que exagero, y que el comer más saludable no mejorará tu vida, más allá de comer más frutas y verduras, pero, ¿y si lo pruebas? ¿Qué vas a perder? Bueno, quizás pierdas algo, y eso será grasa, inflamación abdominal, retención de líquidos…Como ves, solo perderás cosas que te sobran.

¿Quieres saber cómo te afectará el pasarte a este estilo de vida en tu papel como madre o padre?

Tu hijo al nacer, biológicamente, tú eres su principal fuente de alimento. No te voy hablar de los beneficios de la lactancia materna, porque son bien conocidos por todos. Si decidiste dar lactancia artificial, sigue leyendo. Hiciste lo que en ese momento creías que era lo mejor para ti, y no te culpes por ello. Hay veces que no estamos preparados para esa responsabilidad, y decidimos delegarla, en este caso en la leche de fórmula. No te culpes en absoluto, seguramente, era la mejor opción, en ese momento.

Pero es una realidad que nuestros hijos nacen para tomar nuestra leche, y no la de otro animal.

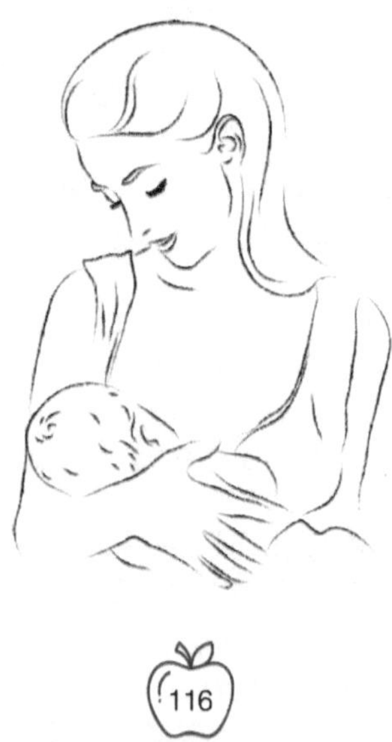

Os cuento todo esto, porque de manera inconsciente, las madres tenemos ese sentimiento de nutrir a nuestro hijo, y que su vida depende el 100% de nosotras. Ahora bien, van creciendo y creciendo, y ya no le preparas una comida especial para ellos. Sino que se alimentan con la comida que consume toda la familia. Y si la comida que tenemos en casa, son los alimentos refinados y ultraprocesados, repletos de azúcar, pues la desnutrición está asegurada.

Gracias a las redes sociales y a internet, se sabe que la comida industrial tienen mucho azúcar, muchas grasas, aditivos, colorantes y demás, nada beneficiosos para nuestros hijos.

Aquí entra lo que te dije, la alimentación te ayudará a sentirte más realizada como madre, te desapegarás de la culpa de no saber nutrir a tus hijos. Te dará una satisfacción increíble, cuando veas a tu hijo comerse un plato repleto de verduras. Eso será así gracias a tu empeño y dedicación.

Sabes que la mayoría de productos que les ofreces a tus hijos son procesados y refinados, y puedes justificarlo o no, pero es una realidad. Si lo dudas lee las etiquetas de los productos que tienes en casa.

¿Cómo afronta una madre o un padre, que la comida que compra para sus hijos les está causando más mal que bien? La culpa te sigue como una sombra, desde la primera patada de tu bebé en el útero, hasta más allá de la edad adulta.

Normalmente no lo aceptan, es muy doloroso reconocer eso. Pero en su interior saben que eso es así. El no afrontar esa realidad, y no reconocer que lo que has venido haciendo hasta ahora no es lo más correcto para tus hijos, si no lo reconoces, no lo cambiarás.

Recuerdas alguna vez cuando hiciste una dieta para bajar de peso, como empezaste ilusionado y con fuerzas, y recuerdas también el día que no cumpliste y te la saltaste, ¿cómo te sentiste? ¿Estabas orgulloso, o frustrado por no haber cumplido aquello que dijiste que harías?

Pues imagínate cuando le sigues dando a tus hijos esos productos, sabiendo que eso no es lo que necesitan para crecer de manera saludable, sino más bien lo contrario, si siguen consumiendo esa cantidad de azúcar, de grasas trans y de productos refinados es darles papeletas todos los días para un premio, en este caso para una enfermedad cardiovascular, diabetes o quizás alguna enfermedad más grave en la edad adulta como el cáncer.

Por eso, cuando les ofreces alimentos saludables, se siente una sensación increíble, por fin te alineas con la misión que tienes, brindarles alimentos para que tus hijos se desarrollen de la mejor manera. Eso crea en ti una sensación espectacular, te sientes empoderado como padre y como madre, te sientes espectacular, tienes más tiempo incluso que antes de iniciar esta alimentación, más energía, y más entusiasmo para afrontar los problemas cotidianos. Te conviertes en un *SuperPadre* o en una *SuperMadre*.

"Empiezas cambiando la alimentación de tus hijos y acabas revolucionando tu vida"

-Ahlam Essaoui

Perdónate a ti mismo, y empieza hoy a ser la mamá o el papá que siempre habrías querido ser.

Claves para ser un Súper Papá y una Súper Mamá

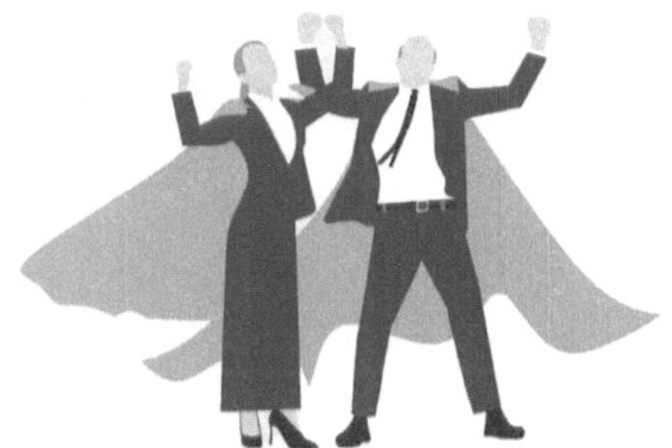

1. **Cuida tu descanso:** tu tiempo es importante, úsalo de manera inteligente, en cosas de las que te sientas orgulloso al día siguiente. Tomarte el tiempo de leer este libro, es una de esas cosas, aprovéchalo.

   No sacrifiques tus horas de descanso por ver una serie, ni una película. Esas cosas pueden esperar, tu paz mental no. 

2. **Despiértate un poco antes que todos**. Esos momentos con la casa en silencio, sintiendo que el día está comenzando, y tú ya has arrancado, es una sensación increíble. Aprovecha esos momentos para tomarte un desayuno nutritivo y disfrútalo con tranquilidad. No uses el móvil en esos momentos.

3. **Despierta a tus hijos con besos y caricias**. Será un ritual que recordarán siempre.

4. **Tómate 5 minutos para prepararles un desayuno nutritivo y saludable**, se lo merecen.

5. Incorporales un **tentempié sano para el colegio**.

6. **Ten organizadas tus siguientes comidas**, tanto almuerzo como cena.

7. Ya puedes afrontar **tu día sin tanta carga mental**, y sintiéndote muy satisfecho de darles tu mejor versión a tu familia.

Resumiendo…

- ♥ Empieza retirando de tu cocina, aquellos productos refinados y ultraprocesados, que se consumen normalmente en el desayuno, tentempié, merienda y snacks. Ya les tocará a los demás, pero vamos a ir por partes.

- ♥ Lee los ingredientes de los productos que consideras saludables, puede que te lleves una sorpresa. El pan suele ser el error principal, creemos que es saludable, pero al revisar sus ingredientes, nos damos cuenta de que es a base de harina refinada, carente de nutrientes.

- ♥ Para que tus hijos se coman las saludables comidas que le vas a preparar, es fundamental que lleguen con hambre, para eso tenemos que analizar la comida anterior.

- ♥ Practica ser una madre o un padre comprensivo pero firme.

- ♥ Tu papel como madre o padre se verá reforzado. Comenzarás a dedicar más tiempo a las cosas que sí importan, como la salud de tus hijos tanto física como emocional.

Antes de empezar

Primero creamos nuestros hábitos y después nuestros hábitos nos crean a nosotros.

-John Dryden

Vamos a empezar ya a entrar en faena. Mi método para que tus hijos coman saludable, lo divido en 2 partes, primero nos centraremos en el desayuno, tentempié y merienda. Son comidas que normalmente se asemejan, por eso las metemos en un mismo saco.

Lo más importante es centrarte solo en esas tres comidas, más adelante abordaremos el almuerzo y la cena. Es importante que no tengas en casa ningún producto refinado relacionado únicamente con esas comidas, que pueda entorpecer este proceso. Lo más importante es que tus hijos vayan perdiendo de su paladar esos sabores tan dulces y artificiales, así podrán aceptar de mejor manera las frutas y sobre todo las verduras.

No estás sola ni solo en este proceso, yo te guiaré para que lo consigas, estarás muy orgulloso de ti por haber hecho este cambio, sabes que es lo mejor para tus hijos, y eso es lo que quiere cualquier madre y padre que ame a sus retoños.

Cuando tengas la más mínima duda, escríbeme un mensaje en mis redes sociales, y te contestaré encantada.

ahlam._.essaoui

Ahlam Essaoui-Nutriéndonos en Familia

Ahlam essaoui

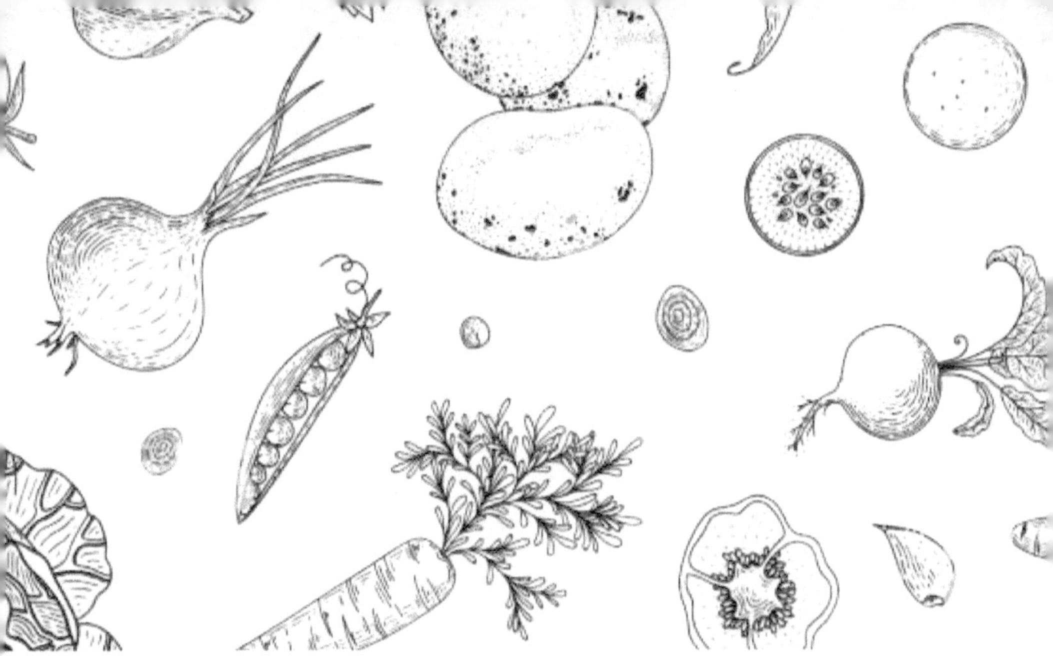

Segunda parte

El cambio

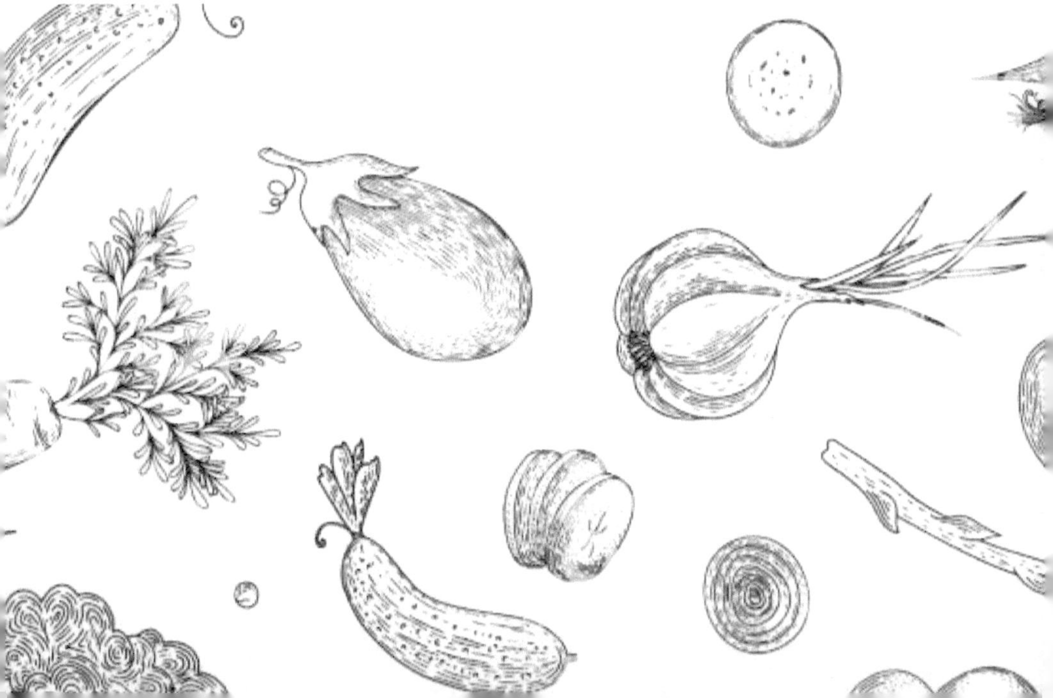

Capítulo IV

El Método: primera parte

Vamos a crear niños con hábitos saludables, así serán adultos sanos. Ese es el objetivo principal por el que escribí este libro. Si les inculcamos buenos hábitos ahora a nuestros hijos, de adultos ellos ya los tendrán integrados y podrán transmitir esos buenos hábitos a su descendencia. Juntos crearemos un mundo donde comer sano es lo normal, y donde dar cantidades indecentes de azúcar a un niño se vea como un atentado contra la salud pública.

Vamos a dividir el proceso en partes:

Desde hoy, hasta dentro de **30 días** solo te centrarás en modificar **el desayuno, tentempié, meriendas y snacks.** Son comidas muy parecidas, y las podemos meter en un mismo saco.

Y en la segunda parte, **los siguientes 30 días**, nos enfocaremos en mejorar y modificar, **los almuerzos y las cenas.**

"Al ataquerrrrr"

-Chiquito de la Calzada

<u>CONCRETAR EL PRIMER PASO CON DETALLE</u>

Llegados a este punto, vamos a escribir en las siguientes líneas qué queremos conseguir con nuestros hijos, una vez finalicen los 30 días, respecto al desayuno, al tentempié y a la merienda. Arranca la página y ponla en un sitio donde puedas leerla todos los días. Solo pondrás lo que quieres que consigan *siempre en positivo, nunca negativo*.

<u>Ejemplo</u>

Dentro de 30 días mis hijos respecto al:

Desayuno: *Toman un desayuno nutritivo y saludable, con ricas recetas que yo les preparo, a ellos les encantan estos nuevos ingredientes. Empezamos el día con energía y buen rollo.*

Tentempié: *A mis hijos toman algo nutritivo y ligero para el tentempié, así llegan con hambre al almuerzo y se acaban todo el plato.*

Merienda: *para la merienda les cojo fruta, 2 piezas o algún mini bocadillo y una fruta. Y nos vamos a dar un paseo, es un tiempo de calidad que comparto con ellos. Sigo los consejos de Ahlam, y me va genial. Mis hijos llegan con apetito a la cena y se la comen enterita.*

Tiene que quedarte algo parecido. Y es algo, que tienes que creer que es posible que pase. Esto te servirá para mantenerte enfocada, y como potente ejercicio de visualización. Lo utilizan los deportistas de élite antes de una competición. Cada vez que lo leas tienes que sentir que es así, en presente.

Alimentación saludable

Mis hijos dentro de 30 días respecto al:

Desayuno:

Tentempié:

Merienda:

Página para recortar

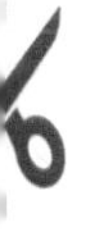

Primer paso: DESECHA

Deshazte de los productos que no te van a dejar conseguir este objetivo, estos son:

- Galletas tanto saladas como dulces

- Pan de molde

- Zumos

- Batidos

- Azúcar chocolateada

- Harinas blancas

- Quesitos en triángulos, o fundidos, no son quesos.

- Bollería

Ya sabes reconocer los alimentos saludables de los que no lo son, mirar los ingredientes de todo, es fundamental.

Ya sabes los productos de los cuales te hablo, esos que tú y yo sabemos que están ricos, pero bien, lo que se dice bien, no nos hacen.

¡Vaya desayuno!!!!!!!

A partir de ahora vamos a hablar muy claro. No quiero que nadie se sienta herido. Se trata de darnos cuenta qué estamos haciendo mal, y así poder cambiarlo. Es muy valiente por tu parte tomar esta decisión. Enhorabuena.

Tenemos que desaprender y erradicar algunos conceptos sobre nutrición, para abrirnos a nuevos conocimientos basados en la evidencia científica, y formas de ver la misma.

Creemos que el desayuno es la comida más importante del día. Hay tantas teorías, y tanta controversia al respecto, que la respuesta más sensata sería que depende del desayuno. Si mi hijo empieza el desayuno con 9 galletas, o alguna bollería o cereales de "desayuno", con un vaso de leche con azúcar chocolateada, quizás deberíamos cuestionarnos si ese desayuno es la mejor opción para empezar el día.

Desde aquí abogo por un desayuno más nutritivo, sencillo y fácil. No hay nada más rápido que abrir un paquete de galletas o preparar un vaso de leche con azúcar chocolateada, pero si invertimos unos minutos más para nutrir a nuestros hijos, merecerá la pena el esfuerzo.

Segundo paso: AÑADE

Ten siempre otros ingredientes saludables a mano para el desayuno/merienda/tentempié. Ya sabes que no hay opción saludable para unas galletas, siempre puedes hacer alguna receta pero es de manera ocasional. Te mostraré mi receta de galleta en 5 minutos, son una buena opción para cuando nuestros hijos tengan el antojo de este tipo de comidas.

Dependiendo del desayuno/merienda/tentempié que vayas a realizar, necesitarás unos ingredientes u otros, pero es aconsejable tener otras opciones en la despensa por si preferimos cambiarlas.

Alimentos necesarios para un desayuno/merienda/tentempié saludable:

- ☑ Pan integral (en la despensa o en el congelador)

- ☑ Harina de avena

- ☑ Frutas

☑ Verduras (palitos de zanahoria, rodajas de pepino,...)

☑ Queso fresco

☑ Harina de espelta integral

☑ Levadura de bizcocho o bicarbonato

☑ Huevos

☑ Leche

☑ Cereal inflado

☑ Algún endulzante ocasional, stevia panela, azúcar de coco,...

☑ Yogur

☑ Queso en lonchas

☑ Mantequilla

☑ AOVE

☑ Crema de frutos secos casera o industrial (siempre que solo lleve el fruto seco)

☑ Cacao puro en polvo

☑ Tableta de chocolate 70% mínimo cacao.

IDEAS SENCILLAS DE DESAYUNO SALU-DABLE

Te mostraré algunas ideas sencillas para el desayuno, tendrás más recetas al final del libro:

❖ Un yogur con nueces, una fruta picada(fresas, plátano, manzana, ...) y un poco de miel

❖ Una tortilla francesa con biscotes integrales.

❖ Tortitas caseras de avena (ver receta) 2 minutos se tarda en prepararlas, las acompañamos de mantequilla de cacahuetes 100% con unos arándanos.

❖ Un bol de frutas

❖ Un plátano

❖ Un batido de frutas casero (ver recetas de batidos)

❖ Tostada con AOVE.

❖ Tostada con crema de cacao casera (receta)

❖ Un poco de queso fresco, medio aguacate con piquitos integrales

❖ Y para beber:

❖ Un vaso de leche.

❖ Una vaso de bebida vegetal de avena, arroz,..(sin azúcar añadida)

❖ Una infusión.

Estas ideas de desayuno son adecuadas para comenzar el día, y llevar a cabo la transición de los típicos desayunos repletos de comida con escasos nutrientes, y repletos de antinutrientes a unos desayunos cargados de macronutrientes de buena calidad (hidratos de carbono, proteínas y grasas) y micronutrientes (vitaminas, minerales y oligoelementos), que son imprescindibles para el organismo, y debemos obtenerlos a través de la alimentación.

IDEAS PARA MERIENDAS Y TENTEMPIÉS

Las meriendas y tentempiés, son la antesala de comidas importantes, por lo que ahí **aprovecharemos para introducir las frutas**. Si el niño tiene bastante apetito se le puede ofrecer un bol con variedades de frutas ya cortadas y peladas según el caso. Teniendo meriendas y tentempiés más livianos y nutritivos como es el caso de las frutas, nos aseguraremos que lleguen con hambre a la cena, que es donde introduciremos las verduras acompañadas de diferentes preparaciones. Igualmente, si el niño tiene mucho movimiento por las tardes con deportes, o actividades extraescolares, donde queme bastante energía, le puedes preparar otras opciones saludables, como las descritas en páginas anteriores. Esto dependerá de cada niño y del día en cuestión.

Pero en estos 30 días céntrate solo en el desayuno/merienda/tentempié. Pasados estos días, ya comenzaremos a hacer cambios en las otras comidas.

Tercer paso: PLANIFICA

Planificar, la clave del éxito
Decide en frío, para no actuar en caliente.

Este paso es quizás el más importante de todos, si tú no te planificas tu comidas, el hambre lo hará por ti.

Es cuestión de dominarlo. Parece complicado y crees que te llevará mucho tiempo instaurar este hábito, pero déjame decirte que estas ante la persona a la cual el planificar me ha costado siempre horrores en otros ámbitos de mi vida, sin embargo, en la organización de mis comidas semanales, lo hago muy intuitivo, porque sé que cuando el hambre aprieta, y no hay nada preparado, sucumbimos a cualquier cosa que nos quite esa sensación. Y si terminamos yendo al supermercado con esa hambre, coger algún producto refinado estará garantizado.

Por eso quiero que comprendas la importancia de planificar las comidas. Esto es la calve del éxito. Será un pilar fundamental para ayudar a tus hijos y a tu familia a que adquieran nuevos hábitos. Quizás siempre quisiste mejorar la alimentación de tus hijos, pero no sabías por dónde empezar. Por fin lo vas a lograr, y la sensación cuando lo consigas será muy gratificante. Por fin estarás alimentando a tus hijos y no solo dándoles de comer.

Para empezar a planificar el desayuno, tentempié y merienda, debes haber realizado una compra saludable para la semana. Elimina el mito de que comer sano es caro, y de que no tienes tiempo para cocinar, verás cómo le ganarás horas al día con este método.

Te pongo un ejemplo de una compra semanal, para una familia de 4 miembros. Aquí solo habrá ingredientes para desayunos, tentempiés y meriendas, ya nos enfocaremos en las otras comidas más adelante.

<u>ALIMENTOS PARA UNA SEMANA (desayunos, tentempiés y meriendas y snacks entre horas) FAMILIA DE 4 PERSONAS.</u>

Verduras

Las verduras nos servirán para hacer una tortilla de verduras, palitos de zanahoria, rodajas de pepino,… Es rápido, fácil y nutritivo. ¿Quien ha estipulado que el desayuno tenía que consistir en tostadas y café?

LISTA DE LA COMPRA SALUDABLE

Frutas y Verduras

Alimento	Cantidad	Precio
Zanahorias	2 kilos	1,4€
Pepino	1 kilo y medio	1,5€
Calabacín	1 kilo	1€
Cebolla	1 kilo	1,5€
Espinacas	1 manojo o bolsa	1 €
Plátanos	1 kilo	2 €
Fruta de temporada	1 kilo	1,5 €
Fruta de temporada	1 kilo	1 €
Manzanas	2 kilo	2€
Aguacate 3 piezas	3 piezas	2,5€
1 bolsa de frutas congelas	500 gramos	2€

Harinas y cereales

Alimentos	Cantidad	Precio
Pan integral	1 kilo	3€
Harina de espelta integral	1 kilo	1,5€
Harina de avena integral	1 kilo	2€
Copos de maíz para el desayuno	500 g	3€
Copos de avena	500 g	1€

Lácteos

Alimentos	Cantidad	Precio
Leche entera	4 Litros	0,70 € X4=2,80€
Bebida de avena	2 Litros	1,2€ X 2= 2,40€
Yogurt	1 pack de 6 yogures	1,20€
Queso fresco	500 gramos	3€
Queso en lonchas	200 gramos	1,5€
Mantequilla	250 gramos	1,5 €

Otros

Alimento	Cantidad	Precio
AOVE	200 ml	1,5€
Cacao puro en polvo	100 gramos	2 €
Té verde	Paquete	1,5€
Café	500 gramos	1,5€
Garbanzos cocidos	1 bote	1 €
Chocolate 70% cacao	1 tableta	1€

Huevos

Alimento	Cantidad	Precio
Huevos camperos o ecológicos	1 docena	3€
1 bote de claras de huevo	30 claras	3€

Frutos secos

Alimento	Cantidad	Precio
Nueces	100 gramos	1,5€
Crema de cacahuetes	250 gramos	3€
Pipas de girasol	200 gramos	0,80 €

Esta compra cuesta alrededor de 50€, y pueden desayunar, tomar tentempié y merendar una familia de 4 o 5 personas.

Una compra saludable se puede adaptar a todos los bolsillos. Si te centras en productos de temporada, y a granel, el coste disminuye bastante.

Como ves, incluye verduras, frutas, cereales integrales, huevos e incluso legumbres para hacer algún bizcocho. Todos estos ingredientes, nos servirán para hacer, porridge de avena, tortitas, "postre" de manzana, galletas de avena, pan casero, tortitas para wraps y los famosos smoothie. Es una lista muy amplia, y podremos hacer preparaciones saladas, como un revuelto de huevos, calabacín picadito y queso fresco a la plancha, o quizás unas ricas tortitas de avena con sirope de chocolate.

¿Todavía sigues creyendo que comer sano es caro?

Como ves, una compra semanal saludable, no es para nada cara. Los precios pueden variar bastante dependiendo del país donde estemos. Quizás en tu país algunos producto sean más caros que los de la lista, siempre puedes modificarlos por otros saludables. No quiero que sigáis una lista de la compra al pié de la letra, solo que sea un ejemplo para aprender a comprar vosotros sin ayuda de nadie, con vuestro propio criterio. Al principio toda ayuda es buena, pero mi intención es que podáis volar solos pronto

Quizás seas el tipo de persona que piense que esta lista es bastante cara, ya que no engloba todas las comidas del día, pero déjame decirte que, si piensas eso es porque anteriormente has basado tu dieta semanal en procesados, que son productos muy baratos, y los alimentos naturales y enteros, por el momento no pueden competir con ellos en precio. Por ejemplo, un paquete de galletas, que a su vez se compone de cuatro paquetes, cuesta 0,99€, esos paquetes pueden servir para hacer desayunos y meriendas de 3 días.

Dime tú, quien puede competir con eso. **Los ultra procesados son muy baratos, pero eso no convierte la comida sana y natural en cara.**

Otro ejemplo

Estas dando un paseo con tu hijo. Es la hora de la merienda y no llevas nada que ofrecerle. Puedes comprar algo de bollería en alguna panadería o tienda de alimentación 1€ aproximadamente, o puedes ir a una frutería /supermercado y coger 1 plátano, que no te costará más de 0,30 €.

Es cuestión de hábitos.

Mi hija tiene 7 años ahora, y ya no acostumbro a llevar merienda si vamos a dar un paseo en la ciudad, pero sé que siempre habrá alguna tienda donde le pueda comprar un plátano o alguna fruta. Y si le apetece algún helado u otra cosa puntual, pues no tengo problemas en que lo consuma, sé que eso no es lo normal, y que es algo puntual que no le hará daño. Esta es la relación que tienes que tener con los ultraprocesados, están ahí para momentos puntuales, pero no son comida para el día a día.

TENTEMPIÉ

Esta comida es bastante importante, es la que harán antes del almuerzo. Es interesante que lo tengamos en cuenta a la hora de preparar el tentempié.

Antes de darte ideas de tentempié saludables, te aconsejo que si tu hijo o hija va a comedor escolar, que tengas el menú de la semana impreso y a mano para ver que comerá ese día. Puede que tengas suerte y la comida que consuma tu hijo en el comedor sea de calidad y nutritiva, pero en la mayoría de los casos, por desgracia, incluyen muchos refinados, como son las pastas, el pan, y además de productos fritos y ultraprocesados como es la caso de las barritas de pescado o las croquetas.

Un estudio de valoración de los padres sobre la alimentación escolar en España, revela que el 94% de los padres y madres opina que la alimentación en los comedores escolares necesita mejorar. Es importante que tengas eso en cuanta a la hora de planificar un tentempié saludable.

Semana 1	Lunes	Martes	Miércoles	Jueves	Viernes
Primer plato	Croquetas	Cocido	Tortelinis con tomate	Crema de verduras	Tortilla de patatas
Segundo plato	Wok de pollo con verduras	Empera-dor	Tortilla francesa	Pollo al horno con patatas	Pizza
Guarnición	Ensalada del día	Ensalada del día	Ensalada del día	Ensalada del día	Ensalada del día
Postre	Fruta	Lácteo	Fruta	Lácteo	Fruta

Menú escolar de un colegio real.

Por ejemplo, el lunes, toca croquetas de primero. Está claro que es un ultraprocesado, además de un producto frito y a saber en qué tipo de grasa están refritas. Ese día en el tentempié, le pondremos algo más nutritivo, además de una fruta, le podremos poner una tostada de pan integral con AOVE, un yogur natural con chocolate 70% rallado, un vasito de queso fresco, tortitas caseras,... La idea es que consuman lo menos posible esas croquetas repletas de antinutrientes y nada saludables para ellos. No estoy tratando de que os volváis paranoicos con todo lo que comen vuestros hijos, pero se supone que en los colegios es donde tienen que dar ejemplo de una alimentación saludable, y nada más lejos de la realidad. En muchos colegio hasta estipulan el tentempié, basado en galletas, zumos, e incluso bollería.

Si en el colegio de tus hijos vienen directrices claras sobre el tentempié, en el sentido de que lleven zumos con galletas o este tipo de productos refinados y azucarados, lo ideal es no hacerles caso, y hablar con el profesorado para que os entienda y sepa aceptar vuestra postura, estas directrices son tan ridículas y carentes de sentido, que lo ideal es ignorarlas. Es indignante que obliguen a los padres a dar galletas y zumos para un tentempié, ¿qué ejemplo está dando un colegio haciendo este tipo de recomendaciones?

IDEAS PARA DESAYUNOS, TENTEMPIÉS Y MERIENDAS SALUDABLE

Bocadillos

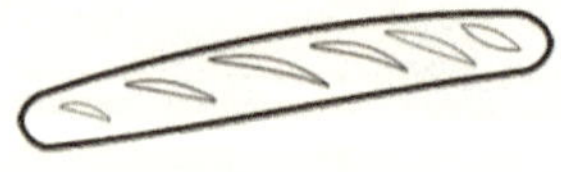

Si tus hijos están más acostumbrados a bocadillos de embutido y queso, puede ser que algunas de esta ideas no les guste por el momento, se las ofreceremos más adelante (2º fase), cuando estén más acostumbrados a los sabores naturales, los bocadillos de la 1º fase, se los comerán sin problemas:

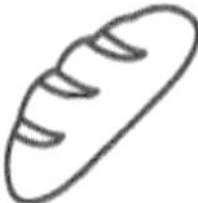

Ideas para bocadillos (1º fase)

Con harina 100% integral, puede ser de pan o pan de molde o tostada:

- ☑ Tomate en rodajas y queso fresco

- ☑ Queso en lonchas y AOVE

- ☑ Mantequilla de cacahuetes con rodajas de plátano.

- ☑ AOVE

- ☑ Tortilla francesa con rúcula.

- ☑ Lechuga, tomate y queso en lonchas.

- ☑ Tortilla de zanahorias ralladas, con base de lechuga.

- ☑ Paté de atún casero (ver receta) con una cama de canónigos

- ☑ Pepinos en rodajas finas, queso fresco y medio aguacate.

- ☑ Nutella casera

- ☑ Chocolate 70% en tableta

- ☑ Mantequilla y queso en lonchas

Ideas para bocadillos (2º fase)

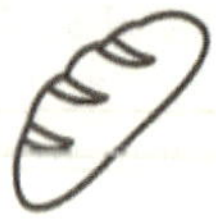

Estas ideas te pueden servir tanto para niños como para adultos, para fiestas infantiles y celebraciones, los patés caseros que encontrarás al final del libro, te será de gran utilidad para estos bocadillos:

- ☑ Hummus, rúcula y pimientos rojos asados

- ☑ Paté de zanahoria con una cama de canónigos.

- ☑ Huevo cocido, cortado en rodajas con lechuga y tomate

- ☑ Láminas de tofu cocinadas a la plancha con un pelín de AOVE, sobre un lecho de brotes tiernos

- ☑ Salmón ahumado, queso de untar (ingredientes: leche, fermentos lácteos, cuajo y sal) y rúcula

- ☑ Paté de sardinas con rodajas de tomate

- ☑ Pechuga de pollo fileteada muy fina. Cocínala bien, y va genial con lechuga y tomate.

- ☑ Atún al natural, con rodajas de tomate y una cucharadita de AOVE.

Tortitas de avena

Las tortitas de avena van bien para cualquier momento. Te mostraré ideas que van bien para estas tortitas, igualmente se le puede incorporar lo que más os guste.

<u>Topping Dulces</u>

- ▲ Crema de cacahuetes con frambuesas.

- ▲ Rodajas de plátano y fresas.

- ▲ Laminas finas de manzana a la plancha con un pelín de mantequilla.

- ▲ Crema de cacao casera

- ▲ Rodajas de kiwi y fresas, cubierto con sirope de chocolate (*ver receta*).

- ▲ Yogur endulzado con unas gotitas de stevia, y arándanos.

- ▲ Queso cotagge, plátano en rodajas y arándanos.

- ▲ Fresas en láminas, coco rallado y mantequilla de cacahuetes.

- ▲ Manzana en láminas a la plancha, nueces y canela.

<u>Topping Salados</u>

- ▲ Queso fresco y tomate

- ▲ Mantequilla y una loncha de queso

- ▲ Atún, tomate y rúcula.

- ▲ Queso de untar, salmón y canónigos

- ▲ Aguacate y queso fresco

- ▲ Espinacas y pollo

Quizás estas ideas no le entusiasmen a tu hijo de primeras, pero con el tiempo comenzarán a apreciar los sabores y le encantarán. En principio, céntrarte en ideas que le vayan a gustar, como es la mantequilla y el queso, la crema de cacahuetes con plátano o fresas, la crema de cacao casera o hacer un sirope de chocolate rápido con frambuesas.

Porridge o gachas de avena

Es una estupenda idea, y apta tanto para bebes que han comenzado a tomar gluten, como para adultos.

Pueden ser tanto salada como dulce. La versión salada es simplemente añadir al agua de cocción algo de sal. Para la versión dulce, te mostraré ideas para toppings. Lo ideal es servir un bol para cada miembro de la familia, y en el centro varios toppings para que cada uno lo ponga a su antojo. También podemos prepararla nosotros, y llevar ya el porridge ya listo para comer.

Ideas para Toppings

- ▲ Medio plátano en rodajas, frambuesas y una cuchara- da de mantequilla de cacahuetes por encima

- ▲ Manzana salteada a la plancha con una chispa de man- tequilla, con canela.

- ▲ Mermelada con frutos rojos (triturar los frutos rojos con- gelados), con sirope de chocolate.

A Trozos de chocolate 70% cacao, nueces picadas y pasas.

A Pasta de dátiles, fresas y pistachos picados.

Puedes ponerle lo que te apetezca. Conseguirás encontrar la receta favorita de tus hijos, y te pedirán que se las prepares porque les encantará. Solo hay que tener paciencia en estos momentos, son texturas algo diferentes a lo que están acostumbrados, y puede que les cueste un poco. Si ves que tan espesas no les gustan, puedes aclararlas con un poco más de leche, seguro que funciona.

Batidos

Los batidos van geniales, los haces en un momento y ellos pueden elegir los ingredientes contigo. De base puedes utilizar la leche que consumáis en casa, si es animal, mejor entera, y si es vegetal, mirar ingredientes. También se puede usar un yogur natural, o agua. La mejor opción es añadir un poco de leche o yogur, y rectificar con agua el espesor del batido, a los peques no les gustará si está muy espeso, el agua nos ayudará a ello:

A Clásico: plátano y fresas(puedes recurrir a las congeladas si no están de temporada)

A Mango y piña.

A Manzana, plátano y unas almendras.

A Plátano, una cucharadita de cacao y unas cuantas avellanas.

A Mango, plátano y 3 nueces.

A Kiwi, espinacas y un plátano.

▲ Canónigos, ½ plátano y una pera.

▲ Manzana, kiwi y un puñado de canónigos.

Todas estas ideas son adecuadas para cualquier comida del día. El objetivo es abolir las galletas y la bollería del día a día de los niños. No se merece crecer con esa porquería. Los estamos condenando a enfermedades relacionadas directamente con una mala alimentación, como son la diabetes o el cáncer.

Todos los días vemos niños con sobrepeso, niños que les cuesta correr o subirse en los juegos del parque. Es una grandísima pena, sus padres los están condenando desde bien pequeños.

Según la OMS, la obesidad infantil se asocia a una mayor probabilidad de muerte y discapacidad prematuras en la edad adulta. Además estos niños obesos, tienen mayores probabilidades de seguir siendo obesos en la edad adulta y de padecer a edades muy tempranas enfermedades no transmisibles como la diabetes o las enfermedades cardiovasculares.

Esto no es crear alarmismo en las madres o padres de hijos obesos, pero es una llamada de atención para que cambien esas probabilidades. Como padres tenemos el deber y la responsabilidad de que nuestros hijos crezcan saludables, mental y físicamente.

Cómo organizar tus comidas desayunos, tentempiés y meriendas

Ya te he hablado de los alimentos que vas a tener en tu nevera y despensa a partir de ahora, de ellos depende tu organización semanal.

Si tus hijos pasan de desayunar galletas con leche o cereales azucarados, está claro que un porridge de avena, no es la mejor opción en este momento, ya habrá tiempo de introducir nuevos alimentos más adelante. En cambio, es una buena opción, presentarles una tortita de avena, unos crepes de avena con crema de cacao casera o una tostada de pan integral con Aceite de Oliva Virgen Extra (AOVE).

Céntrate durante los próximos días en introducir alimentos saludables y desplazar los refinados.

Ofréceles a tus hijos lo que les gusta en el abanico de productos saludables, que vean todo lo que van a comer a partir de ahora, todo es sabroso y rico, e ir quitándoles de su cabecita que la comida sana es insulsa y aburrida.

Pasos básicos para mejorar el desayuno, tentempié y merienda

1. **No tengas en casa alimentos refinados**: Este punto es clave, pues en él se basan todos los demás. Puede que, ahora mismo, te sientas fuerte como para saber que no vas sucumbir a la tentación, pero créeme que después de un largo día, al llegar a casa cansada, caerás en la tentación, y lo sabes.

   Si te apetece mucho un producto no saludable, puedes reservar un día para comerlo, y de esta manera no habrás tomado una decisión en caliente.

   Decide en frío, para no actuar en caliente.

2. El segundo punto, es **la compra semanal**. Es imprescindible tener alimentos saludables para las comidas principales, y para los snacks. No estás haciendo

una dieta temporal, estas empezando un nuevo estilo de vida.

3. **Organización del menú semanal**. Respecto a estas tres comidas que vamos a mejorar, solo tendrías que tener buenos ingredientes para prepararlas. Ya que un día os puede apetecer tortitas para desayunar o alguna tostada de pan integral, o simplemente un plato de frutas con yogur.

¿Desnutres a tus hijos?

Mi principal objetivo, con este libro, es hacerte comprender la importancia que tiene aprender a alimentar mejor a tus hijos. Tenemos referencias de nuestro padres y abuelos, nos daban de comer, con el único objetivo de calmar el hambre y sentirnos llenos, pero la nutrición es mucho más que eso, ellos no lo sabían pero tú ahora sí, y puedes decidir seguir actuando como ellos, o en cambio tomas el control y ofreces lo mejor para tus hijos ahora.

Quizás tus amigos no te lo pongan nada fácil. Si has comido mal y le dabas de merendar galletas a tus hijos, lo más probable es que tus amistades hagan lo mismo con sus hijos. Puedes cambiar de amigos o puedes intentar influir en ellos de manera muy sutil, bien sea regalando un ejemplar de este libro a personas con las que pasas más tiempo y aprecias, o hablándoles de lo bien que te está yendo, y lo que te está ayudando para mejorar la alimentación de sus hijos.

Puedes pensar que con esto quiero vender más libros. Y es verdad. He escrito esta guía para que llegue al máximo número de personas, y abolir de este mundo la obesidad infantil. Es una gran desgracia. Y todos somos responsables de ello. ¿Qué harías si tú tuvieras una información que puede ayudar y cambiar la vida de otras personas, no la compartirías?

Eso es lo que estoy haciendo yo con este libro, compartir mi conocimiento y mi sabiduría sobres este tema, para ayudar a las madres a liberarse de ese sentimiento de culpabilidad que se crea cuando le das alimentos insanos a tus hijos. No podemos mirar para otro lado. Si yo en este libro he podido mejorar tu vida un 1%, tú con tu ejemplo mejoraras las de otros, y así es como podemos crear una sociedad unida, sin rivalidades, sino basada en compartir y ayudar.

¿Te unes a mi reto de ser el ejemplo de otro?

Empieza con tus hijos, y poco a poco podrás ayudar a otros a que mejoren su alimentación y la de toda la familia.

Capítulo V

Nutriendo cuerpo y mente

10 claves para que nuestros hijos crezcan mentalmente sanos

☺ **Tu cariño**: Tus hijos necesitan saber que les quieres, y eso se demuestra día a día, con gestos, detalles y palabras de afecto.

☺ **Tu atención**: Dedícale una hora al día para estar con ellos sin el móvil ni ninguna distracción. Por muy ocupados que estemos, debemos sacar ese tiempo para entrar en su mundo.

☺ **Positividad**: Hacerles ver el lado bueno de los problemas, siempre hay un aprendizaje en lo que nos sucede.

☺ **Ser ejemplo para ellos**: Somos su modelo de conducta. Quizás no lo veas, pero tus hijos actúan como tú. Y si algo no te gusta en ellos cámbialo primero en ti.

☺ **Seguridad:** Crecer seguros, sin miedos. Será la base de una buena autoestima.

☺ **Imaginación:** Deben desarrollar la imaginación mediante el juego sin estructurar.

☺ **Respeto:** cada niño aprende y tiene su propio ritmo. No los compares con sus hermanos ni familiares.

☺ **Valores:** Crecer con unos valores claros y positivos les ayudará a relacionarse mejor con otros seres vivos.

☺ **Una buena alimentación**: Es muy importante que desde pequeños crezcan consumiendo alimentos saludables, son importantes para su salud física y mental.

☺ **Acéptalos**: tus hijos son únicos, no les falta nada, ni les sobra nada. Tú eres su guía, y los guías no juzgan, solo potencian para que saquen su mejor versión.

¿Cómo influye la alimentación en la felicidad?

Hay muchos estudios acerca de ello, y todos coinciden, que para tener un buen estado de ánimo es vital una buena alimentación. Te mostraré como una buena alimentación tiene un impacto positivo en tu felicidad y en la de tus hijos. No quiero decir que por comer lechugas vas a ser más feliz, la vida tiene muchos pilares y uno de ellos es la alimentación y el ejercicio físico, o sea, moverse.

Hay alimentos que por sus componentes favorecen una química cerebral capaz de aliviar síntomas asociados a una leve depresión, además de mejorar nuestro humor.

Según Loretta G. Breuning, profesora emérita de la Universidad Estatal de California, declaró que las endorfinas, la serotonina, la dopamina y la oxitocina, son el grupo de químicos naturales que hacen que seamos felices. *"Cuando tu cerebro emite uno de estos químicos, te sientes bien".* Te mostraré en que alimentos puedes encontrar, o ayudar a segregar estos químicos naturales responsables en gran medida de nuestra felicidad.

Consume alimentos que contengan triptófano

El triptófano es un tipo de aminoácido. Tu cuerpo convierte el triptófano en serotonina, la llamada hormona de la felicidad. Un químico cerebral que puede mejorar el estado de ánimo y promover sensaciones de relajación.

Lo mejor para aumentar los niveles de serotonina es:

- ✓ Pensar en recuerdos felices.

- ✓ Exponerte a la luz del sol

- ✓ Recibir un masaje

- ✓ Y ejercicio aeróbico.

Además de lo anterior aumenta la ingesta de alimentos con triptófano que se encuentra:

- ☑ En las aves de corral

- ☑ Leche

- ☑ Huevos

- ☑ Nueces

- ☑ Lentejas

- ☑ Pan integral

- ☑ Cereales

☑ Soja

☑ Y el cacao

Para la síntesis de serotonina, tu cuerpo además de proporcionarle triptófano, necesita carbohidratos. Por eso cuando estamos tristes nos apetece comer pizzas, hamburguesas, helados,… es bueno tener opción saludables a las que puedas recurrir en un momento dado.

Dopamina

Este químico se conoce como el responsable de sentimientos como el amor y la lujuria. *John Salamone*, profesor de psicología de la Universidad de Connecticut, señala que *"los bajos niveles de dopamina hacen que las personas y otros animales sean menos propensos a trabajar con un fin"*.

Algunos estudios han establecido, que comer alimentos con un exceso de azúcar o de grasa puede afectar a la liberación de dopamina en personas con obesidad. Esto podría provocar síntomas de depresión en algunas personas, así como ansiedad a la hora de comer en personas que ya tienen sobrepeso.

Los alimentos ricos en antioxidantes también contribuyen a la formación de este tipo de neurotransmisor, estos son:

☑ Frutas

☑ Verduras

☑ Cereales integrales

☑ Proteínas de buena calidad

Oxitocina

Si eres madre, esta hormona te sonará en los momentos de dar a luz. Es la hormona fundamental durante el parto y la lactancia

Los alimentos no aportan oxitocina como tal, pero existe una manera natural de mejorar los niveles de oxitocina. Cosas tan sencillas como reír, pasar tiempo con nuestros seres queridos, tener relaciones sexuales, meditar, tocar a nuestra mascota, dar abrazos, o ser generosos, son algunos de los métodos naturales que nos ayudarán a producir más oxitocina.

Existen evidencias científicas, de que mayores niveles de oxitocina se relacionan con mayores niveles de felicidad y bienestar. Pasar tiempo en familia, con nuestros hijos, es algo beneficioso tanto para ellos como para nosotros, todo puede esperar, pero los momentos de complicidad que podamos tener ahora con ellos, deberían ser sagrados.

Endorfinas

Las endorfinas son conocidas por su efecto analgésico. Se trata de sustancias capaces de provocar una acción anestésica en el cerebro, y por este motivo juegan un papel vital en la percepción del dolor.

La mejor manera de mantener altos tus niveles de endorfinas es hacer ejercicio, un hábito muy beneficioso para tus hijos, y si además lo practicas con amigos, tendrás una dosis extra de esta hormona, ya que el contacto agradable con otras personas también contribuye a elevarlas. Ingerir alimentos picantes, es una de las formas de liberar este opiáceo.

Como veis, es fundamental transmitirles buenos valores a nuestros hijos, para que sepan relacionarse con los demás. Somos seres sociales, y estar con nuestros iguales nos hace ser personas más felices.

RESUMIENDO, PARA FAVORECER LA SEGREGACIÓN DE ESTAS HORMONAS...

☺ Haz ejercicio

☺ Ríete más.

☺ Consume frutos secos: almendras, nueces,…

☺ Consume antioxidantes: frutas, verduras,…

☺ No te olvides de las grasas insaturadas: aguacate, nueces,…

☺ Chocolate mínimo 70%

☺ Carbohidratos: Avena, quínoa,…

☺ Abraza a tus hijos

☺ Cómetelos a besos

"Comidas" que favorecen la depresión y el mal humor

Aquí te mostraré la otra cara de la moneda, son los productos que hacen que te sientas de peor humor, más cansado, en definitiva. En este estado no podremos tomar buenas decisiones, por lo que se dará una reacción en cadena de negatividad y malestar.

Existen estudios que demuestran que los fastfood favorece la depresión. Pero, además, se ha probado que quienes la padecen tienen déficit de determinados nutrientes como el magnesio, el zinc, vitaminas E y B o selenio. Retomar una alimentación sana con ingredientes que contengan estas sustancias puede suponer un nuevo comienzo hacia una vida más saludable y un estado de ánimo estable.

¿Está tu dieta deprimiéndote y deprimiendo a tus hijos?

Si consumes, o les das estos productos a tus hijos, estás de alguna manera contribuyendo a que tengan niveles más bajos de serotonina, y de las demás "hormonas de la felicidad". Es verdad que la dopamina, está más ligada al ejercicio, a consecución de metas y objetivos, pero de alguna manera si tú no te alimentas bien y no tienes energía, difícilmente podrás practicar deporte, o proponerte metas a largo plazo, o simplemente tener relaciones sexuales con tu pareja.

La alimentación es vital en todos los procesos humanos, y cuanto antes te des cuenta de ellos, antes podrás experimentar los beneficios de una alimentación saludables.

Estos son los alimentos que hay que evitar, para no favorecer los estados depresivos:

☠ **Comida rápida**: Hamburguesas, patatas fritas, pollo rebozado,…

☠ **Refrescos y alcohol**

☠ **Alimentos ultraprocesados**: Carne procesada y derivados cárnicos, platos preparados, platos congelados o precocinados, postres azucarados, bollería, galletas, comida frita, cereales refinados

☠ **Las grasas trans**: Tienes más información en el apartado grasas

☠ **Carencia de Vitamina D**: Esta vitamina se forma en la piel, cuando se expone a la luz solar directa. Es de vital importancia que nuestros hijos jueguen al aire libre, ello le ayudara a tener niveles óptimos de esta vitamina, que participa en procesos tan importantes, como son el metabolismo del calcio y la mineralización de los huesos, entre otros.

No juzgues, ayuda.

Me he pasado bastante tiempo juzgando a otras madres. No entendía cómo podían ofrecer esas porquerías a sus hijos. No entraba en mi cabeza semejante acto, pero al fin entendí que los padres y madres que les compran esos productos no actúan de mala fe. No cabe duda de que, para cualquier padre, los hijos son lo más importante que tiene, y haría cualquier cosa por ellos.

Entendí que no tenían el conocimiento que yo había adquirido, ellos creían que le estaban dando algo bueno, una merienda llena de vitaminas y minerales, tal y como nos hacen creer los anuncios publicitarios. Ahí comencé a empatizar con todas las madres que veía a mí alrededor, y por fin me lance a ayudarles a que tengan una visión más a largo a plazo, una alimentación para cuidar el presente y futuro de sus hijos, por consiguiente, la de su descendencia, porque lo que estamos transmitiendo son hábitos saludables, y pasarán a formar parte de ellos, **comer sano será lo normal para ellos.**

Es un gran valor que les estamos dando, algo que repercutirá muy positivamente en sus vidas, algo que harán varias veces al día, y les proporcionará salud y bienestar.

Ahora tienes una gran responsabilidad, ya sabes un nuevo camino, un camino pensado para el largo plazo, un camino que te beneficiará a ti y a toda tu familia, o en cambio, ¿seguirás esclavo del azúcar, de los productos prefabricados o de las galletas?

¿Qué estilo de vida vas a elegir para ti y para tu familia?

Escribe en estas líneas, el por qué has decidido leer este libro, cuál es tu principal porqué:

____

____

____

____

____

____

Preguntemos a una Dietista-Nutricionista

¿Los niños queman todo lo que consumen?

Vamos a preguntar a una experta en nutrición y dietética, Carla Novelli, Dietista-Nutricionista.

"La gente no sabe distinguir entre calidad y cantidad. Llenan el carrito de la compra, con un 60% de productos inútiles e innecesarios. Estamos acostumbrados a comprar cantidad en lugar de calidad. Existe la creencia generalizada, que los

productos ecológicos son caros, pero si realmente comprá-
ramos productos necesarios (frutas, verduras, legumbres,
cereales...) y dejáramos de comprar el 60% de productos
que mencionábamos antes, ganaríamos en salud y nuestro
bolsillo también se beneficiaría."

Por otro lado, no podemos pensar que nuestros hijos coman
lo que coman, lo van a "quemar", ya que tendríamos que distinguir entre **calidad versus cantidad**. A un niño cuando se
le da gran cantidad de azúcares simples, procedentes de
alimentos refinados, está sobreestimulando el páncreas (se-
gregando insulina para intentar bajar el alto nivel de glucosa, derivado de estos alimentos). Está estimulación excesiva,
al final podría causar daños, que podrán desencadenar una
diabetes tipo 2, una pancreatitis o incluso un tumor.

Tenemos que pensar que todo lo que ingerimos, en gran medida se va a absorber y pasará a formar parte de sus células
y tejidos. La composición celular (y por consiguiente la de
los tejidos y órganos) va a depender en gran medida de la
calidad de los alimentos que ingerimos. Por ejemplo si tomamos mucha cantidad de omega 3 en nuestra alimentación,
las membranas celulares van a estar mucho más flexibles,
por lo tanto van a dejar pasar nutrientes a su interior y desechos al exterior. Van a estar bien oxigenadas, va a haber
un buen recambio de nutrientes-desechos. Sin embargo, si
tomamos una dieta rica en grasas trans o hidrogenadas, que
se encuentran en las bollerías, galletas, margarinas,... pues
evidentemente esa membrana celular va a ser más rígida, se
va a romper con más facilidad, no va a haber un buen inter-
cambio de nutrientes-desecho, por lo que al final la célula va
a envejecer o tener algún daño.

Por un lado, envejecer, no es solamente que nos salgan
arrugas, sino que hay un deterioro del funcionamiento del
organismo.

Al final tiene que primar sobre todo la calidad de los alimentos que ingerimos sobre cantidad. Un claro ejemplo es el de la construcción de una casa, si la construimos con materiales de calidad, la casa va a ser fuerte, va resistir todo, va a durar muchísimos años en perfectas condiciones, sin embargo, si la construimos con los materiales más baratos, pues evidentemente, van a aparecer humedades y fallos. Materialmente, lo entendemos con el ejemplo de un coche y de una casa, pero nosotros al final funcionamos igual."

-CARLA NOVELLI, Dietista nutricionista

Conclusión, la calidad de los alimentos que ingieren tus hijos, serán los materiales con los que se está autoconstruyendo. De ti depende que esos materiales sean de una buena calidad como son las frutas, verduras, cereales, legumbres y proteínas de alta calidad, o en cambio, tu hijo crecerá con galletas, zumos, pan de molde blanco, proteínas de bajo valor nutricional como son las salchichas, Nuggets o embutidos.

Cómo no caer en la "trampa" de las etiquetas

Te enseñaré en este apartado como no caer en la trampa de los productos ultraprocesados y a saber diferenciar claramente lo que es un producto saludable y lo que no lo es.

Nos ponemos en sintonía. Estas en el supermercado, con el fiel objetivo de comprar alimentos saludables, y te abruman todos aquellos envases, la letra minúscula de los ingredientes, la etiqueta del natural, cuando no es natural, el pan integral que no es integral, es normal que te abrumes, además es justo eso lo que le interesa a los fabricantes de esos productos, nos intentan marear y que no pensemos mucho acerca de los ingredientes de sus productos.

No demonices a las empresas. Ellas solo quieren vender sus productos. Te irá mejor si aprender a elegir que comprar y que dejar en supermercado.

Además también tienes un enemigo, que eres tú mismo. Te explico un poco. Para tu mente cualquier cosa que quieras empezar hacer (en este caso es a identificar productos saludables) no te ayudará en este objetivo, te vendrán pensamientos como que esto es una tontería, que tus vecinos comen de todo y están delgados, que todo se quema, bueno y un sinfín de insensateces, con el objetivo de que no gastes energía en aprender algo nuevo, me explico mejor. Todo lo que implique aprender algo gasta calorías, así que una parte de tu mente identifica ese acto como innecesario para mantener tu seguridad. Entonces jugará en tu contra.

Lee el apartado de consejos antes de ir hacer la compra, eso te minimizará tales influencias negativas que pueda tener tu mente.

Tú ya has tomado una decisión, ahora tienes que trabajar en ella y luego se convertirá en un automatismo, te lo aseguro.

7 claves para reconocer un producto INSANO

1. **El orden de ingredientes SI altera el producto**. Los ingredientes de un producto, van de mayor a menor, el primero es el de mayor porcentaje, y así sucesivamente.

2. **Menos es más**. En cuanto a ingredientes, si un producto tiene más de 4 ingredientes, casi seguro que no es saludables.

3. **La cantidad de azúcar**. Si un producto tiene más de 5g de azúcares por cada 100 g de producto, es mejor prescindir de él.

Hay productos que vienen con la etiqueta *Sin azúcar*, pero eso no es del todo cierto. Te pongo los nombres que tiene el azúcar, en línea general, todo lo que acabe en –osa es azúcar:

- ☒ Fructosa

- ☒ Dextrosa

- ☒ Sacarosa

- ☒ Maltodextrinas

- ☒ Dextrina

- ☒ Jarabe de maíz

- ☒ Maltosa

- ☒ Azúcar de caña

- ☒ Panela

- ☒ Azúcar invertido

- ☒ Miel

- ☒ Zumo de fruta concentrado

- ☒ Galactosa

Como veis esto es un suma y sigue. Existen muchos más nombres para denominar al azúcar, pero estos son los más usados.

4. **Presta atención a los aditivos.** Hay muchísimos aditivos relacionados con cáncer, problemas renales, efectos sobre el sistema nervioso. Te preguntarás por qué

no están prohibidos. La industria alimentaria junto a las autoridades, consideran que no hay evidencias negativas sobre el consumo de aditivos, pero no hay ningún estudio relevante sobre la seguridad de los mismos, y sobre cómo nos afecta la posible combinación de estos y su posible acumulación en el organismo.

Por tanto, mejor evites estos productos, en la medida en la que puedas. Consumiendo los productos saludables que menciono en muchas páginas de este libro, no tendrás que preocuparte de ellos.

5. **Alérgenos**. Si tus hijos son intolerantes a la lactosa o son celíacos, es conveniente que prestes más atención a las trazas en los productos.

6. **País de procedencia.** No es lo mismo escoger un alimento próximo y <u>de temporada</u>, que uno que procede del otro lado del mundo. Es importante si quieres reducir la huella que causa el transporte de estas mercancías hasta tu país.

7- **Las grasas trans**. Es una grasa artificial. Ya hablé de ella en la parte de grasas. Su nombre suele venir como grasas parcialmente hidrogenadas, o grasas hidrogenadas.

Qué hacer cuando a tus hijos les apetece algún producto ultraprocesado

Los caprichos son caprichos. Si en algún momento a tu hijo le apetece un caprichito, intentamos ofrecerle esas mismas opciones pero caseras que hagamos con ellos, así será un ratito más beneficio para ambos. Por ejemplo si a tu hijo le apetece una galleta, intentamos brindarle la opción de hacer unas cuantas galletas en casa, juntos. Si le apetece un helado, lo haremos de la misma manera, le ofrecemos hacerlo en casa, o incluso si tu hijo es mayor, y ha utilizado el menaje de cocina, podría hacerlo él mismo.

Son ideas que les gustará porque implica comer algo sabroso, y además tendremos más tiempo de estar con ellos, y al final ¿qué niño no quiere atención de sus padres? ¿No lo crees? Si se niega en rotundo pues cogeremos alguna opción individual, para ese momento, en ningún caso, le compréis una ristra con multitud de galletas, eso no es un capricho puntual, eso es volver a los viejos hábitos.

Consecuencias de la mala alimentación en niños

¿Qué lograrás como madre, al conseguir que tus hijos coman más sano?

Tus hijos son seres especiales, han venido a este mundo indefensos, es hora de que te pongas la armadura y los protejas de los *"malos de esta historia"*.

Hay multitud de situaciones que hacen peligrar de cierto modo la vida de tus hijos, de manera intencionada o no. Muchas de estas situaciones los reconocemos rápidamente, y actuamos con rapidez, estas son, por ejemplo, el peligro al que se pueden enfrentar los niños al deambular solos en la calle, ningún padre o madre en su sano juicio, dejaría a sus hijos solos en la calle, y menos a corta edad.

Otro peligro que avistamos los padres rápidamente, son las piscinas y el mar, sobre todo cuando son pequeños y no saben nadar con soltura. También reaccionamos rápidamente a las personas con aspecto extraño, alejando a nuestros pequeños de ellos.

Hay múltiples situaciones que pueden poner en peligro a nuestros retoños durante el día. Con esto no te quiero poner alerta y que te conviertas en un padre o una madre "quita-nieves", apartando cualquier obstáculo de su camino. Eso hará que tus hijos sean inseguros, con una personalidad dependiente, rara vez podrán aprender de sus errores. En definitiva, tus hijos serán **adultos no preparados para las situaciones que genera la vida.**

El peligro al que sí debes enfrentarte y evitar a tus hijos, es padecer una enfermedad relacionada con el estilo de vida.

Te cuento el caso de una mamá de la clase de mi hija:

La pequeña lleva en clase con mi hija desde educación infantil, desde los tres años, (ahora tiene 7 años). Pues bien, desde que la conocimos era la niña más "grande" de la clase, pero poco a poco, fue incrementando el peso, hasta llegar a tener bastante sobrepeso. Los padres de esta pequeña, son bastante protectores, y cuando digo bastante, es muy protectores, no la dejan ir a las excursiones escolares, y se quejan de la falta de monitores que acompañen a sus hijos fuera del colegio. Todas las mañanas la acompañan hasta el aula, cosa que no se puede hacer en este colegio. Además el tentempié que lleva su hija, es más parecido a un almuerzo que a un tentempié, una porción de lácteos azucarados, galletas, y algún zumito, y un sándwich.

Si estos padres, que son tan protectores con su hija, supieran a los peligros presentes y futuros a los que están exponiendo a su hija constantemente, con la mala alimentación que les están ofreciendo, esta clarísimo que no le daría esas comida, y por lo tanto esa niña no tendría el sobrepeso que padece.

Quiero que reflexionemos, y asumamos los errores que hayamos podido cometer por pura desinformación. Yo también cometí el error de darle a mi hija cuando era prácticamente un bebé con un año y medio, embutido de pavo, creyendo que esa era una buena opción.

Reconocer, significa sacudirnos la culpa, no somos perfectos, pero intentamos hacer lo mejor posible con la información que tenemos en ese instante.

Con la salud de tus hijos, es mejor no jugar

Siempre me ha quedado la duda del porqué las madres y los padres siguen sin aceptar las directrices de la OMS en materia de nutrición infantil, como por ejemplo, respetar la cantidad de azúcar máxima que puede tomar un niño. También, hay muchos profesionales sanitarios denunciando los productos que fabrica la industria, que están dirigidos especialmente a los niños, repletos de azúcar, grasas trans y grasas refinadas.

Muchas veces he pensado que las madres y padres saben que lo que les dan a sus hijos no es bueno para ellos, pero, por costumbre, siguen comprando esos productos y dándoselos a sus hijos para comer o beber.

También están los padres y madres, que creen que comen saludable. Pero realmente están muy lejos de ello. Pueden hacer una comida "sana", pero a lo largo del día, abusan del azúcar, de las harinas refinadas y las grasas de baja calidad.

Y por último, están aquellos padres que su único objetivo es calmar el hambre de sus hijos, sin detenerse a mirar el nivel nutricional de lo que le ofrecen. Seas como seas, está claro que quieres un cambio en vuestra manera de comer y relacionaros con la comida, en caso contrario, no habrías llegado hasta aquí.

Voy a poner todo lo que esté en mi mano para ayudarte. Toda la información que hay en este libro te ayudará a cambiar completamente tu visión acerca de la comida basura que hay en el supermercado, pero es solo si tú quieres.

Yo quiero ayudarte, por eso escribí este libro, y tú, ¿te dejarás ayudar?

Si has respondido que sí, adelante sigamos en este apasionante y nuevo enfoque, sobre la nutrición de tus hijos.

No pases a leer las siguientes páginas, hasta que no hayan pasado 30 días desde el comienzo de la fase 1.

Puedes creer que podrás hacer todos estos cambios a la vez, pero no te funcionarán. Te abrumarás con tanto cambio, tanta nueva información, que los más fácil es volver a tus anteriores comidas

Mi método se basa en hacer estos cambios de manera paulatina. Ir haciendo cambios poco a poco. Recuerda que nuestra mente no le gustan los cambios, cree que la incertidumbre es peligrosa y lo evitará. Hazlo como yo te lo escribo en estas líneas, y tendrás asegurado el éxito con la alimentación saludable.

Durante estos 30 días, puedes volver a releer las partes que no te hayan quedado claras, y céntrate solo en estas 3 comidas, **el desayuno, tentempié y merienda**, también incluiremos **los snacks.**

No intentes tirar los productos refinados que consumas durante las comidas y cenas, serán muchos cambios y tu mente te saboteará.

RESUMIENDO

Desde hoy, hasta dentro de treinta días, solo te centrarás en el desayuno, tentempié, merienda y snacks.

1. Es importante que no tengas productos refinados que se puedan consumir en estás comidas.

2. Ten bastantes opciones para el desayuno: Como harina de avena y huevos para hacer unas tortitas, pan integral, queso de calidad, cereales inflados sin azúcar... Así podréis ir cambiando.

3. Los tentempiés y las meriendas pueden ser solo fruta, es fácil, nutritivo y barato.

4. Los snacks van bien para aquellos momentos entre horas donde apetece algo sabroso. Ten siempre chocolate 70% mínimo, granos de maíz para hacer palomitas,...

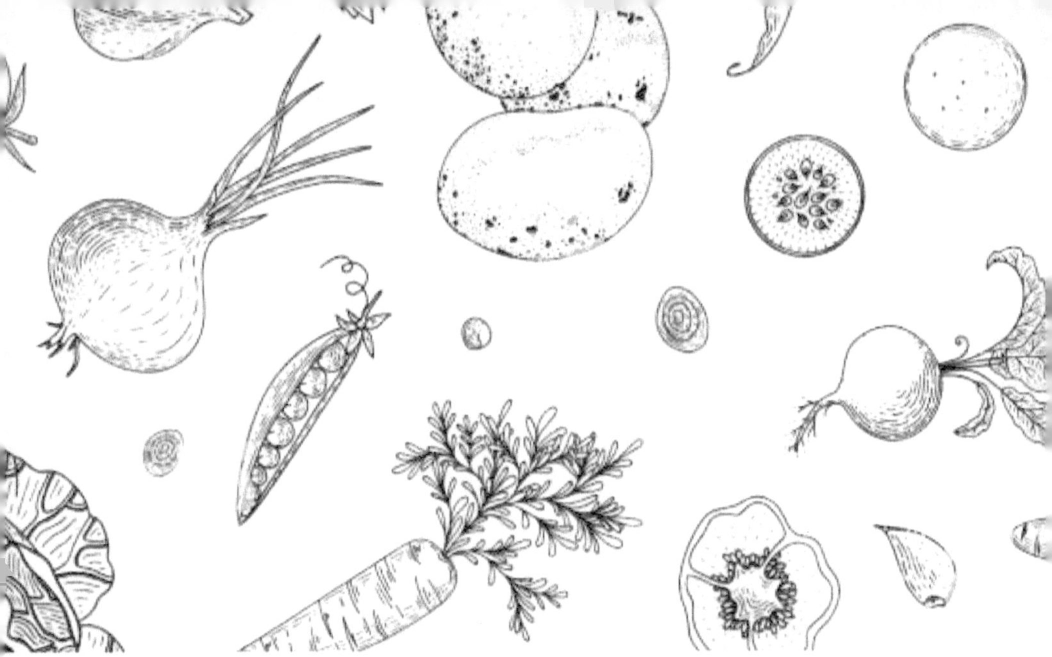

Tercera parte

Niños nutridos

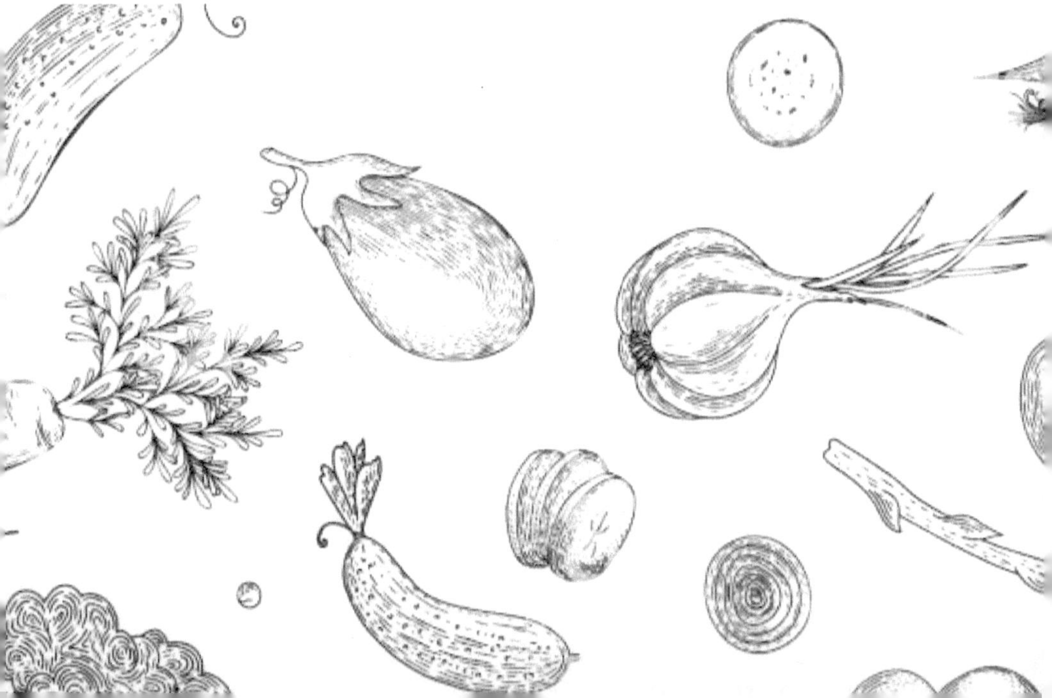

Es importante que sigas las indicaciones del libro. Eso te dará garantías de alcanzar tus objetivos respecto a tu alimentación y la de tus hijos.

No te preocupes si en estos 30 días has consumido o les has dado a tus hijos algún producto azucarado y refinado. Estás en un proceso de cambio, y TODOS en algún momento pecamos. Pero no importa, tú sigue enfocado en consumir alimentos que realmente os nutran, y si algún día pecas, no hay problema. Organízate mejor y aprende de los errores. Cuando adquieras el hábito de comprar y consumir productos nutritivos y de calidad, ya no entrarán estos productos en tu día. Por eso te insisto mucho, para que los 30 días de la primera fase acostumbres a tus hijos a sabores más suaves, así aceptarán de mejor manera las demás verduras, cereales y legumbres. Este es el secreto de los niños que comen más frutas y verduras a lo largo de su día. Su paladar está acostumbrado a sabores suaves y sutiles, por lo tanto aceptan mucho mejor este tipo de alimentos. En cambio los niños que acostumbran a tomar productos refinados y/o azucarados, son niños que les cuesta comer verduras y frutas. Les parecen insípidas y no les gusta ni la textura de las verduras, ni su olor ni sabor.

Es vital que dejes de darles a tus hijos estos productos. De otra manera será tarea difícil que acepten las ricas recetas y combinaciones de alimentos que aprenderás a hacer durante este proceso.

Muy bien, comencemos entonces con la segunda fase del método.

Capítulo VI

¿Por qué comemos?

Cuando comes comida poco saludable, no ves los efectos a corto plazo, pero se puede decir que es como poner un ladrillo más al muro que te separará del bienestar y salud.

Se puede comer sin reflexionar de la misma manera que se puede vivir sin pensar. Me ha llamado mucho la atención esta frase, y es que describe a la perfección lo que sucede hoy en día cuando comemos. Rara vez nos preguntamos ¿por qué comemos?, ¿cuál es la función biológica de ello?

Comer saludable no solo implica ver el aspecto nutricional de los alimentos que consumimos, sino cómo lo consumimos, con quien y de qué manera cocino esos ingredientes.

Si te das cuenta, nos pasamos muchas horas al día, bien sea comiendo, hablando sobre ello o pensando en comer. Es importante que nos demos cuenta de ello y empecemos a investigar y aprender todo lo que podamos sobre esto. Nuestros hijos también están expuestos a esta realidad. Es conveniente que les eduquemos sobre la alimentación que

necesita su cuerpo, de la misma manera que lo hacemos con internet o las redes sociales, limitando el uso del teléfono móvil en niños. Habrá que enseñarles a convivir con los ultraprocesados y la comida rápida. Estos productos no van a desaparecer, es mejor aprender a convivir con ellos. No se trata de prohibirlos, si no de consumirlos en limitadas ocasiones para que no nos causen daño. Quizás pienses que tus hijos esto no lo entenderán, pero créeme que los niños tienen mayor capacidad de cambiar creencias y hábitos que los adultos.

Adolescentes y el FAST-FOOD

Los adolescentes recurren mucho entre semana a los restaurantes de comida rápida porque además de ser productos sabrosos, son baratos y rápidos. En apariencia todos son ventajas. Tú ya sabes que no, incluso antes de leer este libro sabías perfectamente que una hamburguesa de 1€ no es la mejor merienda, y menos a tan corta edad. Es un error prohibir esta comida, lo único que conseguimos es que les apetezca aún más. La idea que te propongo sobre todo para adolescentes, es que les hables y expliques la alimentación que su cuerpo necesita. Poco a poco ellos irán comprendiendo estos conceptos. Además debemos dar ejemplo y enseñarles, que ese tipo de comida no es para el día a día.

Quizás alguna vez pueden tomarlas cuando les apetezca, de esta manera no les causará gran daño. Este tipo de productos, cargados de grasas saturadas, grasas trans, harinas refinadas, aceites refinados, y un sinfín de ingredientes para potenciar esos sabores, no les benefician, y los problemas de salud no tardarán en llegar.

Si tienes un hijo adolescente esta información puede que te perturbe e incluso te preguntarás cómo hacer para que tu hijo actúe de manera más inteligente con la comida que puede comprar sin tu supervisión. Te he contado el problema al cual están expuestos los adolescentes, pero también te daré soluciones para mejorar esta situación, pongámonos a ello.

Tu hijo sale como casi todas las tardes con sus amigos a pasear, a jugar, o simplemente reunirse en un punto concreto con más amigos. Como sabrás, son numerosas las "promociones" que hacen los restaurantes de comida rápida para los jóvenes. Son baratos, pueden tener ofertas con una App y además se lo sirven enseguida. Si donde vives no dispones de este tipo de restaurantes, tus hijos tampoco están a salvo de este tipo de comidas. En casi todos los supermercados o tiendas de alimentación están atiborradas de ofertas de bollería industrial. Son primas hermanas, siendo estas últimas incluso más perjudiciales para ellos. Ahora te daré consejos, trucos, y todo lo que sé para cambiar esta situación, recuerda que no se lo debes prohibir, se lo harás más atractivo, vamos a educar, quizás te lleve un tiempo, hasta que tus hijos entiendan esto, pero piensa en el largo plazo.

Cuando vayan a vivir solos, cuando formen su familia, o cuando estén viajando, toda esta educación alimentaria que tú le habrás brindado como madre o padre, la conservarán, y la tendrán integrada en ellos, será un hábito.

Trucos para que los adolescentes no se atiborren de las "ofertas" de ultraprocesados

Tu hijo adolescente ya toma decisiones por el mismo sin tener tú que intervenir. Por eso es interesante que tengas muy buenas opciones en casa, y sobre todo que les guste.

Puede que ahora pienses que no lo podrás conseguir, pero te repito que si tu hijo en casa come saludable, poco a poco irá rechazando esa comida, o quizás no, pero si todos los alimentos que ha consumido durante el día son nutritivos, por un día o dos, que compre y consuma estos ultraporcesados, no le causará gran daño, eso sí, tendrás que tenerlo en cuenta para saber cómo minimizar eso.

Aquí van los consejos/trucos/tips, que te ayudarás a ello:

Necesitarás saber cuál es el momento del día donde compra esos productos, puede ser antes de entrar al instituto, durante o después. Dependiendo de cuando lo haga haremos unas acciones u otras.

- **Si tu hijo se provisiona de ultraprocesados antes de entrar**, lo más seguro es que no ha desayunado lo suficiente, o quizás, no tenga un tentempié que le guste para el descanso entre clases.

  Para minimizar la posibilidad de que tu hijo consuma y compre estos productos, generalmente bollería:

  Proponle un desayuno saludable y sabroso. Con ingredientes integrales, fruta y algo de proteína. Por ejemplo puede ser un bocadillo de pan 100% integral, con tortilla a la francesa, y medio aguacate. Si tu hijo se toma este desayuno, te aseguro que no le entrará ganas de pensar en comida durante una largo tiempo. **No vivimos para comer, vivimos, y luego comemos.**

  Puedes prepararle múltiples opciones, el objetivo en este caso es, que salga nutrido de casa.

- **Si tu hijo compra los ultraprocesados en el interior del instituto.** Quizás parezca más difícil de controlar, pero recuerda que estamos minimizando las probabilidades de que caiga en la tentación, él o ella siempre tendrán la decisión en sus manos.

Para minimizar esto, además de un desayuno nutritivo y saciante, lo mejor es acordar un tentempié que tu hijo elija por sí mismo. Le puedes dar varias opciones saludables y sabrosas, como una tostada integral con crema de cacao casera, una tostada con crema de cacahuetes y un poco de miel, o quizás alguna fruta que él o ella elijan. De esta manera reduciremos bastante la posibilidad de que vayan a la cafetería del centro y compren algún producto refinado.

- **Si tu hijo/hija, consume estos productos a la salida del instituto o de la escuela**. La mejor opción es que tenga un segundo snack en su mochila para ello. No tienes que controlar todas las situaciones, seguramente tu hijo solo tiene un momento de debilidad por estos productos refinados, con un buen desayuno y un tentempié saciante, dudo mucho que piense en comer algo de estas características a la salida de la escuela. La solución en este último caso, es una bolsita de frutos secos (nueces de macadamia, almendras, etc.) les saciará y además es algo que les suele gustar. Puedes dejar la bolsita de frutos secos en la mochila y reponerla cuando se las haya comido.

Ya casi lo tienes

Llegados a este punto, tus hijos ya se habrán acostumbrado a sabores más suaves, más sutiles, como es el caso del pan integral, o de los yogures naturales sin azúcar. Ahora puedes ir introduciendo en su dieta más verduras, más cereales integrales y más legumbres.

Comienza por planificar bien la semana, la idea es no dejar ninguna comida al azar, esto lo conseguirás teniendo ingredientes preparados con antelación, que serán las bases de tus platos. Te explico más sobre esto en el siguiente capítulo.

En esta segunda fase, tienes que seguir con el desayuno, tentempié, merienda y snacks saludables, pero ahora además empezaremos a modificar los almuerzos y cenas, para así ir introduciendo más verduras en vuestra dieta.

Es muy importante que te centres en el almuerzo y cena, se trata de que vayamos cambiando poco a poco, y así no sabotearnos con las prisas. Déjame decirte que yo soy la persona más ansiosa que conozco, quiero las cosas para ya. Eso me ha pasado factura en muchas facetas de mi vida. Todo tiene un proceso de gestación. Las dietas que hice anteriormente, eran del estilo, pierde 5 kilos en 3 días, o incluso dietas de 500 calorías. Claro cuando las dejaba, volvía a coger el peso perdido, y otros más para el recuerdo. Después de hacer todas esas locuras, empecé a entender que para tener éxito en la vida, había que pensar en el largo plazo, aunque te confieso que me da pereza pensar tan lejos, pero es lo único que te puede llevar a tener mejores hábitos y mantenerlos a lo largo del tiempo. Por eso si eres como yo, querrás cambiar todas tus comidas hoy mismo, incluso lo habrás intentado pese a mis insistencias, pero permíteme advertirte que es como nadar a contra corriente, es un juego contigo mismo, con tu mente. Ya te dije antes que a nuestra mente le gusta los automatismos, y no tener que pensar demasiado al realizar una acción, por eso estamos haciendo estos cambios de manera tan paulatina, para que vayas integrándolos poco a poco y así tendrás mayores probabilidades de triunfar.

¿Qué son 2 meses comparados con una vida?

Empieza desasiéndote de todos los productos insanos que tengas en casa. Ahora tu casa es un santuario, y no tienes que tener productos que os perjudiquen. Esos productos los dejaremos para momentos muy puntuales.

Pon encima de la encimera o una mesa, todo lo que tengas de alimentación relacionado con los almuerzos y cenas. Es importante este paso, porque implica todos los sentidos. Te darás cuenta de todos los productos que has comprado y os están perjudicando la salud a todos los miembros de tu familia.

Es importante que lo hagas. Ponlos todos y no dejes nada, será un momento y merecerá la pena.

Coge dos hojas de papel, y escribe en una:

PRODUCTOS QUE DESNUTREN A MI FAMILIA

Y en la otra

ALIMENTOS QUE NUTREN A MI FAMILIA

¡¡¡HAZLO, ES IMPORTANTE!!!

Tu mente te dirá que ahora no es el momento, mañana lo haré, o quizás este fin de semana, pero te diré algo. Si no lo haces AHORA, no lo harás.

Venga coge dos hojas de papel y escribe la primera frase en una hoja, y la segunda frase en la otra hoja.

Tenemos que implicar todos los sentidos para poder realizar el cambio de una manera más eficaz. Estas diciéndole a tu mente, que la próxima vez que vayas al supermercado, no compre más estos productos ultraprocesados, cargados de antinutrientes, y se centre en buscar alimentos de verdad.

¿LO HAS HECHO?

Hazlo, será un esfuerzo mínimo, comparado con todos los beneficios que te aportará este cambio de hábitos.

Ponlo en un espacio de la cocina, y ahora vamos a organizar toda la comida que has sacado en esos dos grupos. Tu mente, te dirá que es una tontería, que ya sabes los productos que tienes, que ahora no es el momento, que mañana lo harás cuando tengas un hueco, pero déjame decirte que mañana se convertirá en nunca, así que hazlo ahora.

¿Y si dejas de pensar y lo haces? ¿Qué puedes perder?

En el primer grupo (Productos insanos) vas a colocar

Productos que desnutren a mi familia

NEVERA

Las carnes procesadas: las salchichas (del tipo Frankfurt) embutidos de todo tipo (podrá excluirse el jamón serrano si lo tienes en casa). Podrás consumir carnes procesadas cuando lo decidas, pero no las tengas en tu casa para el día a día.

Productos precocinados: tipo pizzas, pastas rellenas, masa de hojaldre, nuggets, barritas de pescado. Bueno, todos sabemos cuáles son los precocinados, esos productos tan sabroso y a la vez tan dañinos. Ponlos en ese montón de productos que desnutren a mi familia.

Yogures de sabores, natillas, arroz con leche y postres varios: tiene gran cantidad de azúcar, entre otros ingredientes nada nutritivos. No les aportan ningún beneficio a tus hijos, por ende, no les convienen.

Salsas: mayonesas, kétchup y tomate frito (ver ingredientes), salsa BBQ, salsa Cajún... Hay infinidad de salsas en el mercado. La mayoría de ellas, sus principales ingredientes son aceites refinados, aditivos, sal, azúcar,...Recuerda que las podrás seguir consumiendo pero en esos días puntuales que tú decidas.

Refrescos y zumos: bueno ya sabes la cantidad de azúcar que tienen los zumos, y que es prácticamente azúcar y en ningún caso se pueden sustituir por una fruta. Las bebidas tipo refresco, deben ir fuera de tu casa. Tómate ese refresco que te gusta en una cafetería cuando sientas que te apetece, y no te sientas culpable por ello, pero no debe convertirse en una costumbre habitual.

CONGELADOR

Más precocinados: filetes de pescado rebozado, pollo empanado, aros de cebolla, patatas para freír...todos esos paquetes repletos de grasas trans y harinas refinadas van en este montón.

Helados: dediqué un apartado entero hablando de los helados, la cantidad de azúcar que tenían, sus ingredientes nada saludables y para colmo, desplaza de la dieta a otros alimentos saludables, como son las frutas.

DESPENSA

En la primera fase, has sacado gran cantidad de refinados y procesados dañinos. Ahora quedan otros más correspondientes a las comidas y cenas. Estos son:

Productos basados en harinas refinadas: como son el pan de molde, la pasta, el arroz, la harina blanca,...

Pescados enlatados con aceite de girasol, o con alguna salsa: tipo calamares en su tinta. Con estos, puedes optar por escurrir muy bien la salsa y el aceite cuando los quieras consumir. Ya que los tienes, aprovéchalos, pero no compres estos productos, de aquí en adelante. Opta por conservas al natural o en Aceite de Oliva Virgen Extra

Tomate frito alto en azúcar y aceites refinados. Hay buenas opciones en el mercado, fíjate en los ingredientes del tomate frito que tengas en casa.

Azúcar blanquilla. Sin comentarios. La mejor alternativa para endulzar es la Stevia. Pero entiendo que no a todo el mundo le pueda gustar, aunque es también cuestión de acostumbrarse.

Sobres de sopas: Contienen glutamato monosódico, un potenciador del sabor, muy perjudicial para la salud.

Productos precocinados.

Salsas.

Bebidas azucaradas o con edulcorantes artificiales.

Condimentos: tipo pastillas de caldo, caldo de carne concentrado, ese tipo de productos no te interesan. Si te gusta condimentar tus comidas, puedes usar las especias. Son la opción ideal para potenciar el sabor de los alimentos.

No estoy en tu casa para ver lo que haces y donde guardas toda la comida, pero esto es un compromiso tanto contigo mismo, como con la salud de tus hijos. Rebusca bien y expón todos esos productos ultraprocesados.

Aquí es también el momento de sacar ese producto refinado que se ha quedado rezagado por ahí en la anterior etapa.

Alimentos que nutren a mi familia

Ya sabes los alimentos que van aquí. Este montón es el de la vida, el de los antioxidantes, vitaminas y minerales. Tienen que estar aquí:

NEVERA

- ✓ Verduras
- ✓ Frutas
- ✓ Pescado
- ✓ Carne
- ✓ Huevos
- ✓ Lácteos (mantequilla, yogur natural, quesos)

CONGELADOR

- ✓ Verduras
- ✓ Frutas
- ✓ Pescado
- ✓ Carne
- ✓ Pan integral

DESPENSA

Aquí vas a poner todos los alimentos saludables. Se trata de que veas todo lo saludable que tienes en casa de una manera clara. Esto te servirá para reorganizar el mueble alacena y así encontrar mejor los alimentos.

✓ Granos enteros (si se tienen)

✓ Legumbres: secas o en bote.

✓ Tomates triturados

✓ Tomate frito sin azúcar y con AOVE

✓ Pan integral

✓ Cereales integrales sin azúcar

✓ Pasta integral

✓ Leche

Snacks saludables: palomitas, fruta deshidratada, chocolate ✓ 70% cacao,…

✓ Frutos secos al natural sin freír.

✓ Harina integral

✓ Copos de avena

✓ Cacao puro en polvo

Ya tienes tus dos montones de comida a la vista. En uno están los que sí conservarás, los alimentos saludables, con ingredientes sin refinar, y de grano entero, productos sin procesar por la industria o con un mínimo procesamiento.

Y al otro lado tendrás productos refinados, con ingredientes de baja calidad, y sin ningún valor nutricional. Te propondré tres opciones, para que decidas que hacer con ellos.

Y ahora, ¿Qué hago con los productos refinados?

1. Meterlos todos en una bolsa y a la basura con ellos.

Si los tienes en casa, te los comerás.

Este acto le chirria a mucha gente, pero es un acto de compromiso contigo mismo, te tiene que doler ver como tu dinero va a la basura para darte cuenta que en el pasado has hecho muy malas elecciones respecto a qué productos comprar. Has gastado tu dinero en productos que dañan la salud de toda tu familia.

Para mi esta es la mejor opción. Incluso es lo que hago cuando hacemos reuniones con amigos, donde cada pareja trae algo de comer. Suelen ser cosas refinadas y ultra procesadas. Cuando se acaba la reunión con ellos, acabo tirando todo lo que ha sobrado, incluso paquetes cerrados.

Sé perfectamente que si lo tengo en casa, nos lo acabaremos comiendo.

Como ves, no es un hasta nunca, es un hasta luego.

2. La segunda opción que te puede ayudar a deshacerte de estos productos, es ver todo lo que tienes, y organiza una fiesta o una merendola/cena con amigos o quizás un picnic en la playa o montaña, y llevar todo lo que tienes para así acabarlos ese mismo día. La idea es servir todos esos productos, pero sin atiborraros. No vais a empezar una dieta, es un estilo de vida sano, por lo que de vez en cuando podéis seguir consumiendo esos productos que tanto os gustan, pero no has de tenerlos en casa, ese es el gran error que cometen muchas personas.

Esta opción, no es la más recomendable, ya que si tienes muchos dulces, te meterás el atracón y al día siguiente querrás más. ¿Recuerdas la adicción al azúcar que te expliqué en anteriores capítulos?

Decidas lo que decidas, tienes que deshacerte de todos los procesados y refinados en el plazo máximo de 1 día después de esta lectura. Recuerda que el compromiso es clave para comenzar este estilo de vida. En algún momento tendrás que mejorar tu alimentación y la de tus hijos. **El mejor momento es ahora.**

3. Esta opción puede ser útil si es muy doloroso para ti ver como literalmente tiras tu dinero a la basura. Además has escuchado muchas veces que la comida no se tira. Estoy de acuerdo contigo, pero hay que redefinir el concepto de comida. Cuando tus padres te lo decían, no había tantos procesados en los supermercados, entonces esa norma podía valer. Pero hoy en día, la industria ha fabricado multitud de productos nuevos, con ingredientes adulterados, y todo eso **NO ES COMIDA**.

Esta opción la llamo regalo envenenado. Te podrás hacer una idea de que trata. Consiste en meter todos esos productos en una bolsa y ofrecérselos a un familiar, amigo o vecinos, como excusa de que vas a empezar una dieta para bajar de peso (si es que necesitas bajar de peso) o cualquier excusa que suene medianamente convincente. Si le dices la verdad corres el riesgo de que te los rechace o peor aún, te salte con alguna frase borde. Tendría toda la razón, le estas intentando colocar todos esos productos que tú ya sabes que no son buenos para la salud, y aún así se los ofreces para así evitar tirarlos, y además creer que estás haciendo una obra de caridad. Déjame decirte que darle esos productos a alguien, no es ningún favor para esa persona, lo es para ti, porque evitas tirarlos.

También puedes ofrecer esos productos a personas sin techo, o baja de recursos. Generalmente no tienen acceso a esta información, y además tienen graves problemas económicos, o de drogodependencia. En estos casos tan extremos, seguramente los apreciarán.

El caso es sacar estos productos como sea de tu casa. Tienes 24 horas para hacerlo. Si lo dejas más tiempo, no lo harás, y tu mente lo justificará. Comprométete a ello. Tú casa es un santuario, solo tendrás aquello que os viene bien.

Si has elegido la primera opción, podrás seguir leyendo. Pero si has elegido alguna otra opción, detente, y continúa cuando ya no tengas la comida basura. Recuerda tienes 1 día, si tardas más, correrás el riesgo de dejarlo todo y seguir como hasta ahora. Quizás aparentemente no tengas ningún problema con ello pero ya has visto lo que causa este tipo de productos en tu cuerpo, y en el cuerpo de tus hijos.

Estas en el ecuador de tu reto, enhorabuena por todo lo conseguido hasta ahora. Serás todo un ejemplo para toda tu familia.

Gracias a esta decisión que has tomado se verán beneficiados todos y tú el primero, querido lector.

A partir de ahora vamos a integrar más cambios para que por fin puedas tener todas tus comidas saludables, pero no te abrumes, puedes pensar que será aburrido y no quieres vivir de esta forma toda la vida, pero déjame decirte que la mente siempre está prediciendo cosas, con experiencias pasadas. Así que esto no lo has hecho nunca, estas tratando de reeducar tu paladar y el de tus hijos. Con esto conseguirás que os encanten las verduras, las frutas, y las disfrutéis un montón, pero eso vendrá con el tiempo.

Más adelante te hablaré del **cheat-meal** o comida trampa, y como puedes dejar un día a la semana o cada 10 días para tomar esos productos refinados que tanto gustan a todos. Recuerda que estas tratando de educar a tus hijos para este hábito, que es la comida saludable, así que no montes una fiesta cada vez que vayáis a comer refinados y ultraprocesados. Te contaré más en las siguientes páginas.

Ya tienes tu casa libre de productos dañinos, vamos a llenar tú cocina de alimentos saludables y súper ricos que encantarán a tus hijos.

Recuerda que esto es un estilo de vida, estas apostando por cuidar a tus hijos por dentro, por cubrir sus necesidades para tener un buen desarrollo. Quizás al principio no veas cambios significativos pero lo que es seguro es que por fin el cuerpo de tus hijos está recibiendo alimentos repletos de nutrientes, con los que su cuerpo puede realizar las diferentes funciones sin ningún obstáculo.

Tú también te verás beneficiado, no importa si eres madre o padre, eres la persona que sostiene este libro, la cual verás como tus niveles de energía se disparan cuando empieces a consumir gran cantidad de verduras, esto a su vez generará en ti ganas de ser más activo y tengas ganas de hacer deporte, por lo que a la larga podrás incorporar otro hábito que te hará sentirte bien. Pero quizás la mejora más significativa de este reto es cuando sientes que por fin estás nutriendo a tus hijos.

Capítulo VII

Y ahora ¿Qué alimentos compro?
El plato saludable

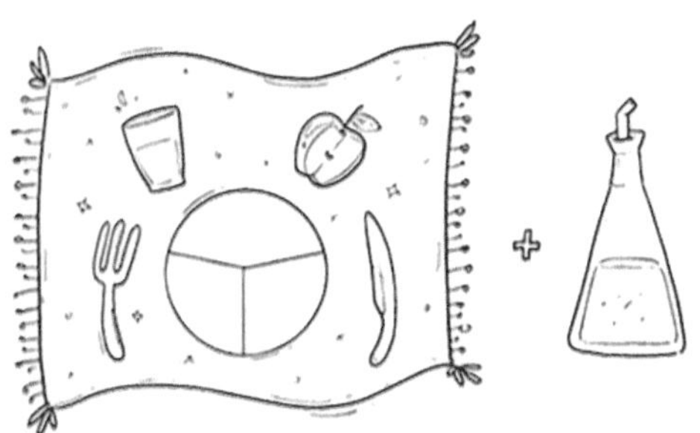

R ecuerde esta regla, el plato de tus hijos siempre tiene que tener:

Verduras crudas ¼

Verduras cocidas ¼

Proteínas ¼

Cereales integrales ¼

Grasas 1 porción en todas las comidas

Vamos a desengranar este plato saludable

Vas a imaginar que el plato se divide en cuatro. En una parte van las verduras crudas, en otra verduras cocidas o al vapor, en otra las proteínas y en la otra cereales o pasta integral.

Como te dije anteriormente, tenemos que acostumbrar a los niños que se coman primero las verduras (lo que nos interesa, recuerdas) entonces lo ideal es dividir el plato saludable en dos platos, quedando un plato pequeño con verduras crudas y verduras cocinadas y cuando acabemos ese plato, podemos traer el segundo. De esta manera evitarás tener que estar constantemente repitiéndoles a tus hijos que primero las verduras, ellos se adaptarán rápidamente a ello. Tú también tienes que hacerlo así al principio, para que vean el ejemplo, con el tiempo esta práctica solo la haremos los días en los que el segundo sea muy apetitoso y los niños se lancen de cabeza a comérselo y se olviden de las verduras.

Verduras crudas

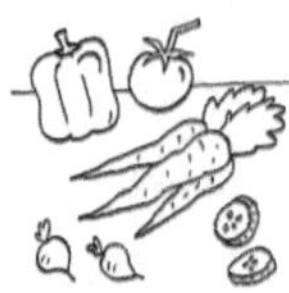

Es muy importante que tus hijos consuman verduras crudas en sus comidas. Estas nos aportarán gran cantidad de vitaminas y minerales que se pierden con la cocción. Ejemplo de una ración para un niño de verduras crudas:

☑ 1 pepino con un chorrito de AOVE.

☑ 10 tomatitos cherrys, cortados a la mitad con AOVE.

- ☑ 1 zanahoria cortada en bastones.

- ☑ Un puñado de canónigos.

- ☑ Bastones de apio (con humus)

- ☑ Ensalada de calabacín

En definitiva, se trata de que ¼ de su plato principal sea algo crudo.

Puedes agregar a las cremas de verduras un puñado de espinacas crudas y triturarlas, así también se toman las verduras crudas dentro de las verduras cocinadas.

No te preocupes si a tus hijos por ahora no les gustan ninguna de estas verduras, en principio, céntrate en ofrecerles verduras que si les gusten, y no te preocupes tanto por si repites unas verduras muchos días seguidos. Nosotros en casa, y sobre todo en verano, el pepino está en nuestros platos, en casi todas las comidas, está de temporada y eso hay que aprovecharlo.

¿Por qué debemos incluir alguna verdura cruda en nuestras comidas?

La respuesta a esta pregunta es porque las vitaminas hidrosolubles (se disuelven en agua), y los minerales se pierden en el proceso de cocción.

Las vitaminas C y B y ciertos minerales como el calcio, el magnesio, el zinc o el potasio son fundamentales para **un óptimo funcionamiento cognitivo y emocional**. Estos nutrientes se encuentran en todas las frutas y verduras.

Una investigación de la Universidad de Otago, en Nueva Zelanda, asocia el consumo de frutas y verduras en crudo con una mejor salud mental. Al cocinar en demasía las verduras, estas pierden gran parte de sus nutrientes. Pero tampoco debemos desechar consumir verduras cocinadas, estas nos aportarán también nutrientes y harán nuestra digestión más liviana.

Lo ideal en un plato saludables, es una ración de verduras crudas y otra de verduras al vapor, o cocinadas en poca agua.

A los niños, debemos ofrecer las verduras en todas sus comidas, sin importar si son cocinadas o crudas, ya iremos perfeccionando nuestros platos saludables, pero es importante que se familiaricen con ellas, y las vean siempre.

Este dato es alarmante, más del 50% de la población no toma a diario frutas o verduras y, lo que es más grave aún, este porcentaje es aún más elevado en niños. No podemos permitir esto, así que abracemos las verduras y frutas en nuestro día a día.

Verduras cocinadas

Hay ciertas verduras que potencian sus propiedades al cocinarse, también se digieren mejor y además la textura mejora al volverse más blandas, por lo que son ideales para niños de corta edad.

En este apartado, también se incluyen las verduras en conserva o congeladas. Siempre es mejor cocinarlas nosotros para así evitar la pérdida de nutrientes, y si es al vapor, garantizarás que se pierdan menos nutrientes, pero son buenas opciones para momentos en los que no has planificado bien tu semana, y ese tipo de productos te pueden ayudar a seguir consumiendo verduras.

- ✓ Brócoli gratinados al horno con un poco de queso parmesano en polvo.

- ✓ Crema de verduras (calabacín, calabaza, puerros, cebolla...) estas cremas las puedes hacer con cualquier verduras que tengas en casa.

- ✓ Bastones de calabacín al horno con orégano y parmesano en polvo.

- ✓ Zanahoria salteada con ajo y perejil

- ✓ Guisantes salteados con cebolla

- ✓ Pisto de verduras

Puedes también incorporar las verduras cocida a otros ingredientes o a otras recetas y así consumir la ración diaria de otra forma:

- ✓ Lasaña de verduras (placas de lasaña integrales)

- ✓ Pizza casera con verduras y salsa de tomate casera.

- ✓ Espaguetis integrales con verduras y pollo

- ✓ Hamburguesas de verduras caseras.

- ✓ Sopa con muchas verduras

- ✓ Pescado al papillote con calabacín y puerro

- ✓ Arroz integral con verduras

- ✓ Garbanzos salteados con pimientos.

- ✓ Lentejas estofadas con calabacín y zanahorias.

En definitiva, tienes que incorporar a tus comidas más verduras, no es solo por las maravillas que nos aportan, es una labor pedagógica enseñarles a tus hijos a que aprendan a comerlas, a disfrutar de ellas y que las vean como lo que son, algo vital, en su dieta y con el tiempo les encantarán.

Merece la pena que invirtamos algo de ingenio para enseñarles a nuestros hijos a comer saludable, es vital para su salud.

Proteínas

¼ del plato de tus hijos debe ir destinado a las proteínas. Estas pueden ser de origen vegetal o animal.

Proteínas de origen vegetal

- ✓ Legumbres: lentejas, habas, garbanzos, frijoles, guisantes...

- ✓ Frutos secos: nueces, almendras, cacahuetes, pistachos...

- ✓ Derivados de la soja: tempeh, tofu...

Hay muchas opciones en el mercado para consumir proteína vegetal. Recuerda mirar los ingredientes.

En los productos vegetales, también abundan los procesados de mala calidad, como por ejemplo, hamburguesas vegetales, salchichas o embutido. Estos suelen tener aceites refinados y otros ingredientes a evitar.

Proteína animal

De este tipo de proteínas no hay que abusar, ya que además de ir acompañadas de los aminoácidos esenciales, van con otras sustancias perjudiciales como gran cantidad de gra-

sas saturadas y colesterol del animal, lo que incrementará el riesgo de padecer ataques al corazón cuando las consumimos en exceso.

Hay que limitar de la dieta este tipo de proteínas. Lo recomendable sería reducirla a una o como mucho dos veces por semana las carnes rojas. Prioriza el pescado, los huevos y aves de corral.

- ✓ Huevos
- ✓ Leche
- ✓ Pescado
- ✓ Carnes magras: pollo y pavo.

Cereales

Estos granos de cereal están presentes en su forma entera, o molidos en forma de harina, y mantienen todas las partes de la semilla (el salvado, el germen y el endospermo). La diferencia entre los cereales integrales y refinados, es que estos en el proceso de refinamiento también eliminan muchos nutrientes, incluida la fibra.

Los ejemplos de cereales integrales son los siguientes:

- ✓ Cebada
- ✓ Quinoa (pseudocereal)
- ✓ Arroz integral
- ✓ Mijo
- ✓ Bulgur (trigo partido)
- ✓ Mijo

✓ Avena

✓ Pan de trigo integral.

✓ Pastas integrales

Estos cereales se pueden consumir solos, es decir, se cocinan y se les agrega un chorrito de AOVE, y un pelín de sal. O recetas más "elaboradas" que están en la sección recetas con cereales.

Grasas

En todas las comidas debe ir una porción de grasas saludables.

Grasas saludables de origen vegetal

Una porción sería:

✓ Un chorrito de AOVE

✓ Un puñado de frutos secos (puedes incorporarlos molidos en las cremas de verduras)

✓ Un puñado de semillas de girasol o calabaza

✓ Medio aguacate

Grasas saludables de origen animal

✓ Pescado azul, como son las sardinas, boquerones, salmón (salvaje), el bonito…

✓ Huevos: además de las grasas saludables, los huevos nos aportan micronutrientes interesantes como el fósforo, el potasio o la vitamina A.

No tienes que estar contando porciones. Simplemente consume alimentos reales.

La idea más importante que quiero que tengas clara es empezar a sustituir los productos refinados por alimentos de verdad, y ya luego podrás mejorar la composición de tus platos, pero si empiezas queriendo hacerlo todo perfecto, lo más seguro es que no empieces nunca.

Resumen

1. **Divide el plato en 4**. Una parte irá para las verduras crudas, otra para las verduras cocinadas, la siguiente proteína (animal o vegetal) y otra parte los cereales integrales.

2. Empezamos llevando el plato de verduras y cuando se las acaben pondremos el segundo plato. Esto es interesante incluso para nosotros los padres, ya que la verdura, es muy rica en nutrientes, también es saciante por lo que podemos ajustar nuestra ración del segundo plato. Esto es solo un truco para madres o padres, si tu hijo o hija tiene kilos de más, céntrate en que se nutra bien, así conseguirá ir estabilizando su peso. Igualmente sería interesante acudir a su pediatra para exponerle el cambio que estás haciendo, seguro que te ayudará.

El cheat-meal o comida trampa. ¿Infidelidad a la comida sana?

Con el *Cheat-Meal*, hay mucha controversia. Hay profesionales que si los aconsejan pero también hay otros que son detractores de él.

Te comento en qué consiste. **Es una comida TRAMPA** (desayuno, almuerzo o cena) en la que comes lo que te apetezca sin mirar ingredientes, sin ver nada más que lo que te apetezca en ese momento. Generalmente suele ser pizzas,

hamburguesas con patatas fritas, o quizás un pedazo de tarta con un batido de helado.

Estas comidas trampa, nos ayudan a salir de la rutina y comer productos sabrosos, pero pobres nutricionalmente hablando, y que muchas veces nos reprimimos porque sabemos que eso no nos conviene e incluso nos sienta mal, nos llenan demasiado y hace que nos sintamos pesados.

Pero, ¿cómo interpretarán tus hijos esta comida trampa?

Pongámonos en situación, llega el fin de semana. Muchas familias salen a comer fuera de casa. Hay familias que optan por ir a restaurantes, donde pueden seguir comiendo saludable. Ya hemos dicho que esto no es una dieta restrictiva, y lo que se consigue con el tiempo es que disfrutes con los alimentos saludables.

Hay familias donde llega el fin de semana, y están deseando ir a restaurantes de comida rápida, a pizzerías, hamburgueserías y demás sitios, donde encontramos el famoso *"fast food"*.

No importa si decides una opción u otra. Pero tienes que tener un cierto cuidado al transmitir un entusiasmo desmesurado por este tipo de comidas. Tus hijos entenderán un mensaje erróneo al que queremos que tenga sobre este tipo de comidas. El objetivo del *cheat-meal*, es simplemente comer comida procesada, sin culpa y disfrutando de ella, pero no podemos transmitir a los niños, que es un premio a nuestro esfuerzo por llevar una dieta saludable.

En mi familia, hay veces que hacemos comida trampa, y otras veces no. No es una rutina que tengas que instaurar en tu semana. Si te apetece una hamburguesa o pizza de algún restaurante en especial, reserva un día para ir con tu pareja. Puede ser una buena opción para hacer una cena sin niños, ¿no crees?

Pero, ¿Cómo podemos darles el gusto a nuestros hijos y que ellos también disfruten de esa comida nada recomendada y poco saludable a la vez que sabrosa?

Te daré algunos consejos para hacerlo sin hacer una fiesta de ello. Sobre todo que ellos tengan la noción de que son productos que están ahí, pero para muy de vez en cuando.

☞ **Consejo número 1:** no hagas una fiesta cada vez que vayas a comer este tipo de comida (sobre todo si te ven tus hijos)

La idea de introducir a tus hijos en la alimentación saludable es que con el tiempo les encante estos alimentos y no lo vean como un castigo cuyo premio es el *cheat-meal*.

☞ **Consejo número 2**: hazlo solo si tus hijos te lo piden.

No hay necesidad de llevar a tus hijos a comerse una hamburguesa si ellos no lo han pedido.

Hay veces que antes de ir a un restaurante de comida rápida, o comprar un paquete de galletas, mejor sería preguntarles si quieren ayudarte hacer una pizza, una hamburguesa (ellos pueden picar la lechuga y el tomate) o unas galletas caseras. Como madre o padre, te darás cuanta cuando hay que ceder un poco, y que no les pasará nada por consumir un día este tipo de comida. Eso sí, ten presente los cumpleaños y las fiestas familiares, en este tipo de reuniones los niños suelen atiborrarse de azúcar, por lo que si tenéis un evento en pocos días, reserva *"el cheat-meal"* para ese día.

Capítulo VIII

Planificación de las comidas y cenas

ueno como te digo siempre, para comer sano no hay que pasarse tanto tiempo en la cocina, ni siquiera tienes que saber cocinar, solo teniendo una buena organización es posible. No te llevará más de 2 horas a la semana, incluido el tiempo de hacer la lista de la compra, hacer la propia compra y preparar ingredientes básicos para las comidas, ¿merece la pena intentarlo verdad?

Beneficios de organizar tus comidas

O **Comerás más variado y más sano**, ya que si dejas tus comidas sin planificar, cuando llegues con hambre y cansado a casa, no tomarás buenas decisiones y acabarás recurriendo a comidas ya preparadas nada saludables.

O **Ahorrarás tiempo y dinero**. Cuando haces la compra para la semana y organizas tus futuras comidas. Esto hace que no pierdas tiempo yendo al supermercado y por lo tanto en pensar allí que comprar para tu próxima comida (eso es prácticamente un suicidio nutricional).

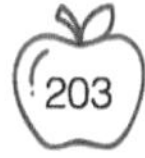

Y ahorrarás dinero porque todos sabemos que cuanto más tiempo estemos en un supermercado, mayor es la probabilidad de comprar cosas innecesarias. Todo ello lo evitarás yendo solo una vez a la semana.

O **No tirarás comida.** Cuantas veces has tirado productos porque o se han podrido o han caducado. Si compramos lo justo, lo que vamos a necesitar para esa semana, vas a evitar tirar tanta comida, normalmente frutas y verduras.

Cómo planificar las comidas y cenas para una semana

Hay varias maneras de organizar un menú semanal. Yo me centraré en la que considero más flexible y adaptable a tus gustos y a los de tus hijos cada día, así podrás organizar una comida con alimentos que os apetezcan en ese momento. Lo más importante de este proceso será disponer de buenos alimentos, por lo que hay que planificar una buena compra semanal. Es lo más importante de este proceso, ya que sin buenos alimentos no podremos organizar un menú saludable.

Como te comenté en el párrafo anterior, hay varias maneras de organizar tu menú semanal. Te propondré las dos maneras que más uso, y las que te serán de gran ayuda. Con el tiempo podrás adaptarla mejor a vuestros gustos y habilidades.

7 Consejos para hacerlo con éxito

Te daré los 7 consejos para tener todo organizado, y poder formar platos saludables y sabrosos.

1. Elige los días en los que vas a cocinar.

Dependiendo de tus horarios, es importante que elijas uno o dos días de la semana cuando sabes que podrás dedicar algo de tiempo para la preparación de tu menú. Si estás de lunes a viernes trabajando, puedes organizar el menú semanal durante el fin de semana o puedes repartir las tareas en 1 o 2 días. Igualmente las preparaciones no aguantarán más de 3 o 4 días, así que tendrás que ir reponiendo algunas cosas como cocer un cereal, cocer algunas verduras, o quizás preparar algo para el desayuno.

2. Piensa con antelación la estructura del menú

No te agobies, solo tienes que pensar y tener en cuenta para la lista de la compra y configuración de recetas, los días de la semana donde comerás pescado, algo de carne, o legumbres. Recuerda, las proteínas son importantes, y las de origen vegetal son más saludables para tu organismo que las de origen animal.

3. Prepara cantidades abundantes

Tan simple como cocinar mayor cantidad de legumbres, lentejas o cereales como trigo sarraceno, arroz integral o quinoa.

Al cocinar más cantidad de garbanzo, puedes hacer múltiples recetas con ellos, por ejemplo, si sois 4 personas en casa:

❖ Remoja durante 8 horas los garbanzos. Cocínalos el día siguiente durante 25 minutos en olla exprés. Cuando estén fríos, guarda la mitad en un *tupper* (si es de cristal, mucho mejor), y la otra mitad de los garbanzos puedes preparar hummus para acompañar las comidas. También puedes dividir esa mitad en dos, una parte irá para hacer hummus y otra, para hacer unas galletas o bizcocho (*ver recetas*) con legumbres. Es interesante

como de manera fácil puedes comer legumbres sin estar durante horas en la cocina.

Con los garbanzos enteros puedes hacer salteados con las verduras que tengas en casa en ese momento, o busca alguna receta con garbanzos. Puedes ver ideas en la sección de recetas.

4. Prepara comidas que te gustan de verdad

Si preparas algo solo porque es saludable pero en realidad no te gusta, mi consejo es que no lo añadas en tu menú semanal. Intenta, al menos al principio, solo añadir aquellas preparaciones que te gusten y que les gusten a tu familia. Poco a poco irás incorporando más recetas en vuestra dieta.

Ten en cuenta de que el hecho de disfrutar de tus comidas, y que te gusten, ayuda a que te quedes satisfecho, y a no desear ningún producto procesado.

5. No te compliques

Si no sueles tener mucho tiempo, elige recetas fáciles y sencillas.

Esta forma de organizar el menú es sencilla, y es apta para personas que no saben cocinar. Solo has de tener los ingredientes preparados y formar con ellos un plato saludable. No tienes que hacer complicadas recetas. **Menos es más.**

6. Guarda bien tus alimentos

Para que tus preparaciones se mantengan frescas durante más tiempo, es importante que las guardes de manera adecuada.

Disponer de *tuppers* o botes de cristal te será de gran ayuda. Si no dispones de ellos actualmente puedes usar *tapper* de plástico. La idea es tener los alimentos en espacios muy

limpios para así garantizar que se conserven durante más tiempo en la nevera. También te serán útiles las bolsas con cierre zip. En ellas puedes guardar hojas de lechuga previamente lavada y bien escurridas. De esta manera, cuando tengas que preparar una ensalada, ya tengas la lechuga lavada, solo quedará cortarla y preparar la ensalada. En las bolsas con cierre zip, pues guardar hierbas aromáticas como perejil, cilantro, o albahaca, lavadas y tenerlas preparadas para su uso. Incorpora una servilleta de papel para absorber la humedad del interior de la bolsa.

7. No te agobies

Dependiendo de tu habilidad en la cocina esto te agobie o quizás no. Pero si te notas algo agobiado por tanta información, piensa acerca de ello. Esto es debido a la falta de habilidad en la organización del menú. Cuando lo hayas hecho un par de semanas, verás lo sencillo que es. No he escrito esto para agobiarte y saturarte de información, esto es para simplificar tu vida, tener más tiempo para dedicarlo a otras actividades y sobre todo para comer más sano y dotarte de una mayor calidad de vida tanto a ti como a tus hijos y familia.

Este nuevo hábito te beneficiará en muchos aspectos, merece la pena hacer ese esfuerzo inicial para aprender a organizar tu menú.

Primera forma de organizar el menú semanal
5 pasos para organizar el menú de toda la semana

Esta manera de organizar tu menú consiste en:

1. **Decidir que platos/recetas vais a comer durante la semana**. Para ello pregunta a tu familia que recetas les

gustaría comer esta semana. Apunta las recetas que ves posible hacer durante la semana. Recuérdales a tus hijos que tienen que ser recetas saludables. Escoge entre 10 y 12 recetas sencillas y saludables para consumir durante la semana. Ten en cuenta las eventualidades de la familia. Si hay alguna tarde donde trabajes hasta tarde, o tus hijos tienen actividades extraescolares, para la cena de esos días ten programado ideas sencillas y rápidas.

2. Antes de preparar el plan de comidas para la semana. **Revisa que alimentos tienes en la despensa, nevera y congelados.** Crea nuevas recetas o agrégalos a las recetas de la semana, por ejemplo, si tienes puerros, calabaza, tomates y algún calabacín, puedes crear con esos alimentos, una crema de verduras con queso de cabra. Lo único que tendrás que comprar será el queso.

3. **Usa los alimentos de temporada**. Tienes mi lista de frutas y verduras según la temporada del año. Serán más baratos, y estaremos en consonancia con la naturaleza, de la cual formamos parte.

4. **Prepara mayor cantidad de comida de una vez.** Este consejo es muy útil, y cuando lo implementes te darás cuenta de lo beneficioso que es. Si por ejemplo el lunes vais a comer ensalada de pasta, cocina más cantidad de pasta ese día, el sobrante guárdalo en un *tupper* en la nevera. Esto te servirá para preparar la cena o parte del almuerzo de otro día. Por ejemplo el miércoles, podrás hacer macarrones a la boloñesa o al pesto. Lo mismo puedes hacer con otros cereales, por ejemplo si un día tienes programado cocinar arroz tres delicias, cocina más cantidad de arroz y así podrás hacer una preparación diferente para los próximos días.

5. **Ten el menú por escrito.** Te dejo el enlace a mi página Web, una plantilla para crear tu menú saludable. Podrás descargarla de manera gratuita todas las veces que desees. Recuerda crear un menú con recetas sencillas y flexibles, para ayudarte a comer saludable sin invertir tanta energía durante el día en pensar y organizar las comidas. Si un día os apetece modificar o comer otra cosa, puedes hacerlo libremente. El fin de semana puedes utilizar las sobras para preparar otras comidas, de esta manera evitarás tirar alimentos nutritivos.

   a. **Una receta, diferentes preparaciones.** Este consejo te ayudará a maximizar todavía más el tiempo y reducir aún más el presupuesto semanal, te pongo un ejemplo para que lo tengas más claro:

<u>Un caldo de pollo, 4 recetas diferentes de una sola receta</u>

Necesitarás:

- Medio pollo

- 3 Zanahorias

- Un puerro

- 5 varas de apio

- Un trozo de calabaza

- Un calabacín

- 300 gramos Garbanzos secos, remojados la noche anterior.

*Preparación

Pela las zanahorias y la calabaza, lávalas bien junto al apio, calabacín y el puerro. Si tu olla es grande, no es necesario partir las verduras, será más fácil sacarlas del caldo luego. Si no te caben bien, pártelas en dos.

Y esto es tan sencillo como ponerlo todo en una olla grande cubrirlo de agua y ponerlo al fuego. Una vez rompa a hervir lo bajas a fuego lento y que se vaya haciendo. De vez en cuando quita la espuma que irá saliendo. Las verduras tendrán una cocción más rápida que la carne y los garbanzos. Durante los primeros 20 minutos saca la calabaza y el calabacín del caldo, y deja las demás verduras cocinando con la sopa, enriquecerán su sabor. Dos horas después ya tendrás tu caldo listo.

Una vez se haya enfriado el caldo de pollo lo cuelas. Por un lado dejas los garbanzos, por otro la verdura, y por último desmenuza la carne y quítale los huesos.

*Montaje de platos

1. **Hummus, con los garbanzos cocidos** (ver receta). Puedes acompañarlos con palitos de zanahoria cruda y rodajas de pepino.

2. Trituras la calabaza y el calabacín junto a las demás verduras. Puedes agregarle un poco de nata, de yogur o quizás un trozo de queso rulo de cabra. Será una rica y saludables **crema de verduras**.

3. **Sándwich de pollo con lechuga y tomate**. Es tan sencillo como hacer un sándwich de pan 100% integral para la cena con este pollo que ha sobrado, le añades verduras como lechuga y tomate, y si lo prefieres puedes añadir una loncha de queso. Será una cena rápida y sencilla.

4. Con el caldo que te ha sobrado, será ideal para **una sopa,** a la cual le puedes añadir copos de avena (se cocinan en 5 minutos en el mismo caldo de pollo, o quinoa previamente cocinada (recuerda hacer más cantidad para otras preparaciones). Puedes agregarle un huevo cocido partido en dados al caldo de pollo en el momento de servir.

Si coces más cantidad de huevos, podrás usarlos o bien para completar ensaladas, o bien para hacer huevos rellenos. Están deliciosos.

Como ves, se trata de ser eficiente. Y con una preparación, hacer muchas otras recetas. Con el tiempo, lo harás de manera intuitiva. No te costará nada más que cocinar más cantidad de esa materia prima.

Volvamos a la organización del menú. Con las recetas apuntadas en un papel, te toca hacer la lista de la compra, recuerda incluir y aprovechar los productos que ya tengas en casa.

Obviamente no conozco vuestras recetas favoritas, o las recetas que has incluido en tu menú semanal saludable.

Pero se trata de reservar un par de horas, pueden ser en sábados o domingos, donde incluye ir rápidamente al supermercado con la lista de la compra y hacer todas las preparaciones que puedas con antelación. Si habéis decidido un día almorzar lasaña boloñesa, es preferible preparar la bechamel, y triturar y cocinar el tomate junto a la carne y tener esas mezclas preparadas por separado. En el día que vayáis a consumir la lasaña, montas tu lasaña con láminas de pasta 100% integral, y la introduces al horno para que se cocine. Si haces más cantidad de tomate y carne picada, te valdrá como salsa para platos de pasta, calabacines o berenjenas rellenas o cualquier otra cosa que hayas incluido en tu menú semanal saludable y que puedan llevar estos ingredientes. Se trata de que aprendas a ser más eficiente en lo que se refiere a la cocina, y que con una receta o con una preparación, puedas tener para otros días, y así dedicar ese tiempo en otras actividades más provechosas, como por ejemplo dedicar más tiempo de calidad a tus hijos.

Como ves es muy sencillo. Al principio puede que te parezca abrumador cocinar durante 2 horas a la semana en un solo día. Te irás dando cuenta del beneficio de esta práctica durante la semana, donde podrás retirar de tu vocabulario diario frases como, _ ¿Y qué hago hoy de cena?

En todas las preparaciones que hagas, tienes que incluir verduras para que sea un menú saludable, pero además tienes que organizar que verduras crudas comeréis a lo largo de la semana. Pueden ser por ejemplo:

- ✓ Tomates cherrys, aliñados con AOVE.

- ✓ Pepino.

- ✓ Palitos de zanahoria o zanahoria rallada.

- ✓ Medio aguacate por persona

- ✓ Ensalada de canónigos

- ✓ Palitos de apio.

- ✓ Palitos de "sweet pepper", pimiento dulce. Para mojar en humus, o simplemente solos.

Vamos a organizar el menú de una familia de 4 miembros

Aquí voy a ser muy práctica, a fin de que te apoyes en este ejemplo para organizarte tú y adaptarlo a vuestras necesidades y gustos.

	LUN	MAR	MIER	JUE	VIER
C O M I D A S	Crema de calabaza con queso parmesano Ensalada de pasta, con huevo y atún	Garbanzos al curry con arroz integral. *Ver receta* Ensalada de tomates.	Pisto con arroz integral Ensalada variada con medio aguacate, pepino, tomates…	Pasta a la boloñesa Hummus con palitos de zanahoria.	Musaka griega *ver receta* Ensalada con queso de cabra a la pancha y manzana.
C E N A S	Pollo asado con brócoli y cebolla al horno Espárragos blancos en conserva	Sándwich de pollo (pechugas) Zanahorias con especias.	Salmón a la plancha Revuelto de espárragos, cebolla y calabacín.	Arroz tres delicias. *Ver receta* Ensalada de brotes rúcula, maíz y pepino.	Pizza casera con verduras. Ver receta

Ya tenemos organizadas las recetas de la semana. Esto es importante porque te permitirá comer variado y rico, sin invertir energía en ello, a lo largo de la semana.

Ahora tocará hacer la lista de la compra. Primero miramos la despensa, nevera y congelador para aprovechar todos los ingredientes e incorporarlos a las recetas.

Consejos para realizar una compra saludable

- ❖ Es muy obvio, pero lo mejor es ir al supermercado siempre SIN HAMBRE. Si vas con hambre, cansada, estresada o enfadada, caerás más fácilmente en la tentación de los productos refinados.

- ❖ Evita los pasillos del pan, chucherías, chocolatinas, galletas… ojos que no ven, corazón que no siente. Te estarás haciendo un favor a ti misma y a todos los miembros de tu familia, ya que la fuerza de voluntad se agota al cabo del día, y si la malgastas en decidir tonterías no tomarás buenas decisiones en otras áreas de tu vida.

- ❖ Ve siempre con una lista de la compra. Compra todo lo que has escrito y sal de allí rápidamente, contra más tiempo estés en un supermercado, mayor es la posibilidad de que compres cosas innecesarias, esto no es algo que me haya inventando yo, esto es puro marketing y estrategias de los supermercados.

Aunque esta parte ya esté escrita en capítulos anteriores. No está de más repetirla. Es el punto álgido, donde tenemos mayor posibilidad de comprar productos procesados y refinados, no está de más repetirlas.

Recuerda que la repetición es una de las formas para aprender e instaurar nuevos hábitos. Por este motivo a lo largo del libro, encontrarás información repetida o expresada de otra forma, a fin de potenciar el aprendizaje, y por consiguiente, el cambio de hábitos. Este libro no está hecho para entretenerte y pasar un rato divertido, está escrito con todo mi amor para ti. Como madre, me imagino el amor que le tienes a tus hijos. Por eso quiero ayudarte a que aprendas y logres transmitir a tus hijos está forma de relacionarse con la comida. Lo que se aprende en la cuna, siempre perdura. Por otra parte, es muy satisfactorio ver como tus hijos logran comer de todo sin rechistar y además disfrutando de ello. Todo eso es posible para ti también.

LISTA DE LA COMPRA

Solo están los alimentos para organizar las comidas y cenas. Para el resto de comidas, organiza otra lista de la compra, así puedes hacer la compra en el mismo momento y ahorras tiempo y dinero.

<u>Verduras</u>

- 1kilo de zanahorias

- 1 kilo de calabaza

- 4 cebollas

- Guisantes

- 2 cabezas de brócoli

- Espárragos blancos en conserva

- Maíz en conserva o congelado

- Tomates para ensalada

- 1 kilo de tomate rojo para cocinar

- Lechuga

- Canónigos

- Rúcula

- 2 kilos de pepino

- 4 aguacates

- Espárragos verdes

- 1 kilo Calabacín

- Berenjena

- 5 pimientos verdes

- 2 pimientos rojos

Frutas

- 2 manzanas.

Lácteos

- Queso parmesano

- Queso en lonchas

- Rulo de cabra

- Queso para gratinar

- Mozzarella rallada.

Proteína vegetal

- Garbanzos

Proteína animal

- 1 kilo y medio de pollo partido

- 1 kilo de carne picada

- 4 filetes de salmón salvaje (congelado)

- Atún al natural enlatado

Cereales

- Pasta integral 100%

- Pan para sándwich o bocadillos integral 100%

- Harina de espelta integral

- Arroz integral 700 gramos

- Otros

- Lata de crema de coco

- Lata de tomate triturado

Especias

- Jengibre fresco

- Curry en polvo

- Sal

- Pimienta

- Ajo

- Perejil

- Cilantro

- Tomillo

- Romero

- Orégano

Ya tenemos los ingredientes para hacer la compra, ahora toca ir al supermercado y comprarlo todo.

Preparación del menú

<u>Necesitamos:</u>

- 1 ollas exprés

- 2 ollas normales

- Escurridor

- Recipientes limpios para guardar las preparaciones

- Bolsas con cierre zip

<u>Pasos para hacer previamente (el día anterior)</u>

- Remojar los garbanzos 8 horas

- Remojar el arroz integral 8 horas

1

Esta compra la hemos hecho el sábado por la tarde. Y nos disponemos a cocinar el domingo por la mañana. No te llevará más de 1 hora preparar todo.

Comienza viendo lo que tienes apuntado para el lunes. En este caso tenemos crema de calabaza con queso parmesano, y de segundo plato ensalada de pasta. Para la cena tenemos pollo asado con brócoli y cebolla, y los espárragos blancos.

Lavamos el pollo, y le agregamos especias como orégano, tomillo y romero. Lo marinamos todo con AOVE y sal, y lo dejamos en una bandeja apta para el horno. En un lado de la bandeja incorporamos la calabaza junto a la cebolla en trozos grandes.

Introducimos la bandeja en el horno y programamos 180°C durante 1 hora y media aprox.

Cuando pasen los primeros 30-40 minutos comprobamos si está cocinada la calabaza y la cebolla, recuerda dejarlas enteras para que te sea fácil sacarlas luego. Una vez cocinadas estas dos verduras, se sacan con cuidado y se dejan enfriar.

En ese momento incorporamos las dos cabezas de brócoli previamente salpimentadas y hechas arbolitos junto a la cebolla cortada en julianas. Podemos dejar cocinar hasta que esté listo el pollo.

2

En una olla cocina la cantidad de pasta para hacer la ensalada y los macarrones a la boloñesa del jueves. Pela y cocina las zanahorias. Irán una parte para agregar a

la ensalada de pasta, y otra para hacerlas con especias para la cena del martes.

Solo queda cocer los 4 huevos.

3

Cocinamos el arroz integral, la proporción sería, 1 taza de arroz por 3 de agua. Cocinar a fuego medio durante 15-20 minutos aprox. comprobando la textura del arroz. En una olla exprés, añade los garbanzos previamente remojados y lavados. Cúbrelos de agua y cierra la olla. Se cocinan en 20 minutos a una temperatura media.

Una vez tengas los garbanzos cocidos. Sepáralos en dos mitades.

Una parte de los garbanzos la usarás para preparar *curry de garbanzos fácil* (ver receta), otra parte la usarás para *humus*.

Prepara *el curry de garbanzos,* déjalo enfriar y guárdalo en el frigorífico.

Haz lo mismo con el humus. Guárdalo en un tarro, mejor si es de cristal.

4

A mitad de semana, por ejemplo el miércoles por la tarde, disponte a preparar la salsa boloñesa, que te servirá para la pasta y la musaka. No te llevará más de 30 minutos tener listas estás preparaciones.

Haz una salsa boloñesa clásica. Sofriendo la cebolla, a continuación agregas la carne picada, y cocinas la mezcla. Luego le añades el tomate triturado, puedes hacerlo casero,

triturando 1 kilo de tomates. Mientras se cocina la salsa boloñesa prepara la bechamel para la musaka, ver receta de la bechamel.

Lamina la berenjena, y pásalas por la plancha con un poco de aceite. Monta la Musaka, alternando láminas de berenjena y salsa boloñesa. Finalmente cubre toda la mezcla con bechamel y queso rallado.

Introduce la Musaka en el horno en el momento de consumirla, unos 20 minutos a 200°C.

5

El viernes por la tarde puedes pedir ayuda a tus hijos y preparar una pizza casera. Además no necesita levadura, por lo que tardaréis muy poco en prepararla.

Segunda forma de organizar el menú semanal

Yo me decanto más por esta forma de prepara mi menú semanal. Pero es algo muy personal y te aconsejo que pruebes las dos, así podrás decidir con criterio propio. También puedes hacer una combinación de ambas formas, la idea es tener comida preparada para las comidas principales y no perder tu tiempo pensando y comprando cada día.

Idea principal

Tener alimentos principales cocinados o semi cocinados, para así poder comer lo que más te apetece ese día con multitud de combinaciones posibles.

Tendrás que tener gran cantidad de verduras. Una parte de ellas será para consumir de forma cruda y otra irá para ser cocinadas. Respecto a las frutas, es recomendable consu-

mir más o menos frutas dependiendo de la estación del año en la que te encuentres. La regla general es 2 piezas como mínimo de frutas al día.

Nociones básicas para llevar a cabo esta forma de organización para una semana.

Ejemplo

○ **Verduras cocinadas**

Es importante tener 2 o 3 clases de verduras preparadas al vapor, y guardadas en *tupper*.

- ✓ Brócoli al vapor
- ✓ Zanahoria al vapor
- ✓ Judías verdes al vapor
- ✓ Verduras crudas

Es vital disponer de verduras para ensaladas, crudités, o simplemente para consumirlas en crudo. Recuerda que las vitaminas termosensibles desaparecen con el calor, por lo tanto, de esta manera estamos tomando las vitaminas que han podido perder las verduras cocinadas.

- ✓ 1 kilo de pepinos
- ✓ 1 kilo de tomate para ensalada
- ✓ Espinacas
- ✓ Lechuga
- ✓ Cebolla
- ✓ Ajos

O Verduras congeladas

Aunque no es imprescindible, siempre viene bien alguna bolsa de guisantes congelados o de otra verdura.

- Guisantes

- Zanahoria

- Alcachofas

O Frutas

Será el único alimento que es necesario que repongas a mitad de semana. Calcula unas tres piezas de fruta al día por persona. Los niños pueden elegir sus propias frutas, y así le damos la oportunidad de experimentar y probar frutas nuevas.

O Cereales

Tendrás de 2 o 3 tipos de cereales cocinados y guardados en *tupper*, preferiblemente de cristal. Puedes elegir el que más te guste:

- Quinoa

- Mijo

- Trigo sarraceno

Cantidad como para tres días e ir reponiendo durante la semana

O Legumbres

Al igual que los cereales, tendrás que tener al menos una variedad cocinada para 3 días, y pasar a incorporar otra variedad para el resto de días.

- Garbanzos

- Judías

- Lentejas

O **Carnes y pescados**

Es preferible que tengas tanto la carne y el pescado en porciones individuales, guardados en el congelador. Se hacen en un momento, y no necesitarás preparación previa.

O **Snacks o tentempié**

- Chocolate mínimo 70%.

- Maíz en granos para hacer palomitas.

- Frutos secos tostados o al natural, nunca fritos.

- Encurtidos (sin azúcar).

Una vez tengas todos los alimentos de la lista podremos preparar nuestro menú.

Se trata de que tengas preparados y guardados en botes herméticos tanto los cereales como las legumbres. Estos nos servirán de base para nuestros platos saludables.

- **Con las legumbres** podremos agregarlas a las sopas, hacer un salteado con unas cuantas verduras, agregarlas a un puré de verduras, o simplemente calentarlas y agregarles AOVE, sal y comino. Si eres creativo no tendrás problemas. Y si te cuesta crear combinaciones con las legumbres, podrás encontrar recetas para usarlas, en la sección recetas. También te invito a que me sigas en redes sociales para aprender nuevas recetas.

ahlam._.essaoui

Ahlam Essaoui-Nutriéndonos en Familia

Ahlam essaoui

- **Con los cereales**, igual. Puedes saltear una cebolla, y agregarle una taza de quinoa. Tendrás una comida nutritiva en menos de 5 minutos.

- **Con las verduras**, haces igual. Una vez las tengas cocinadas al vapor, las guardas en un *tupper*. Cuando vayas a preparar una comida, simplemente puedes agregarle unas verduras o puedes preparar cremas, salteadas con ajo y perejil (*liquidiqui),* puedes agregarles especias como es la cúrcuma, la pimienta negra, el pimentón dulce y comino. Esto le dará un toque diferente. También puedes hacer una ensalada fría con las verduras al vapor, por ejemplo la ensalada de zanahorias, con atún al natural y maíz está muy rica y es súper fácil

- Tendrás más ideas en la sección de recetas.

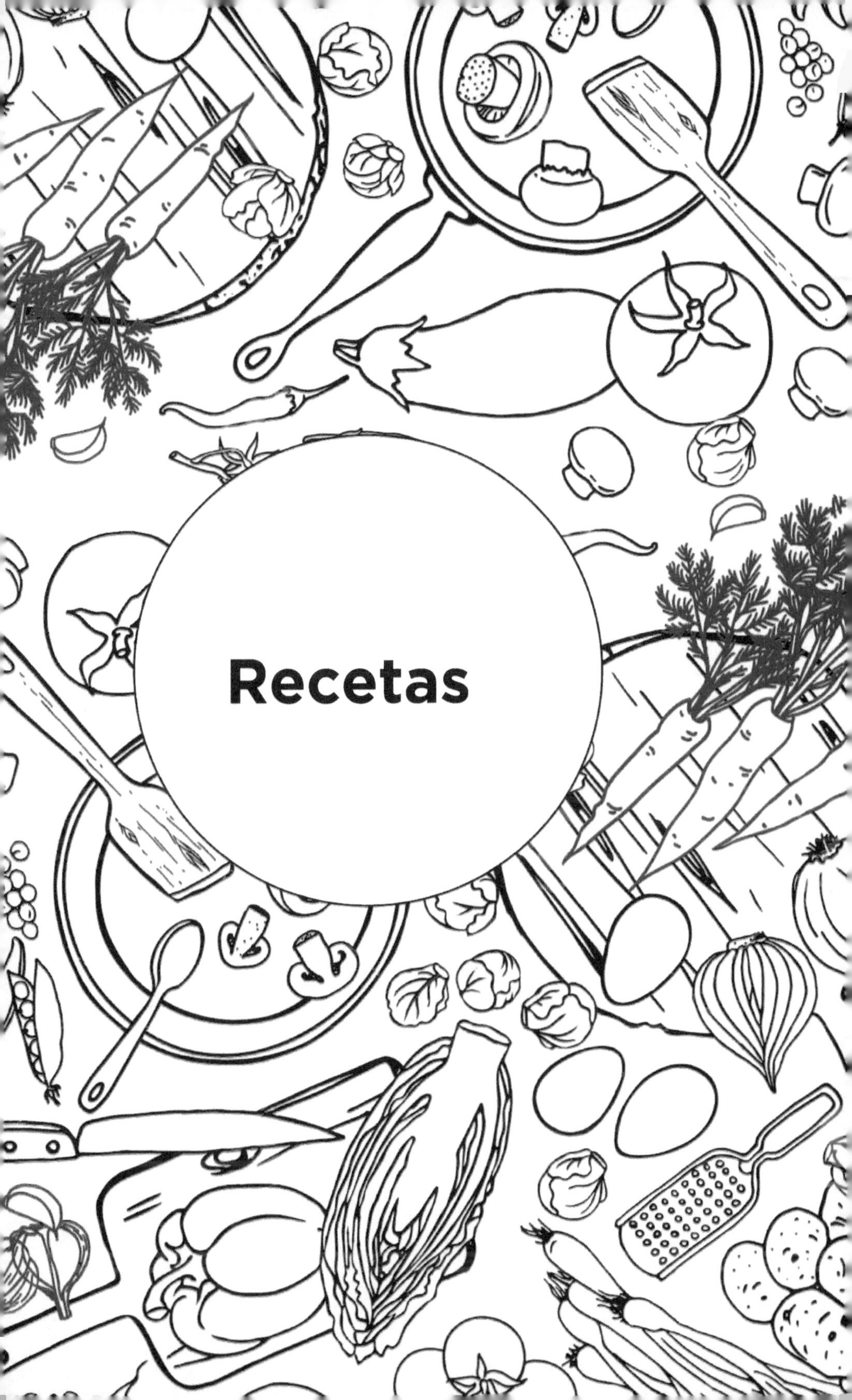

Recetas

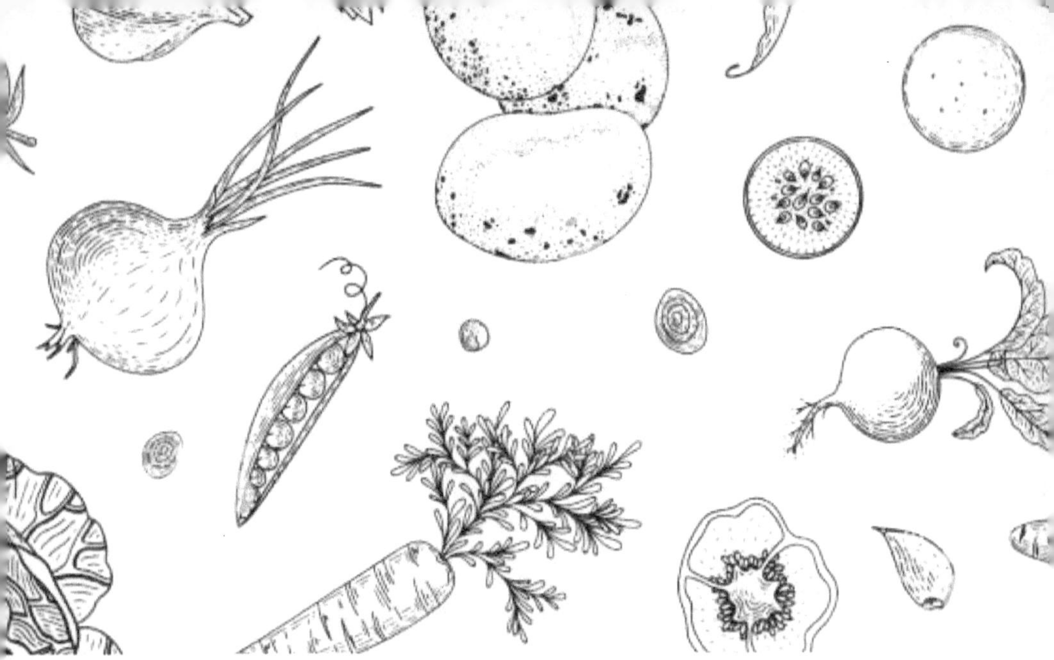

VERDURAS

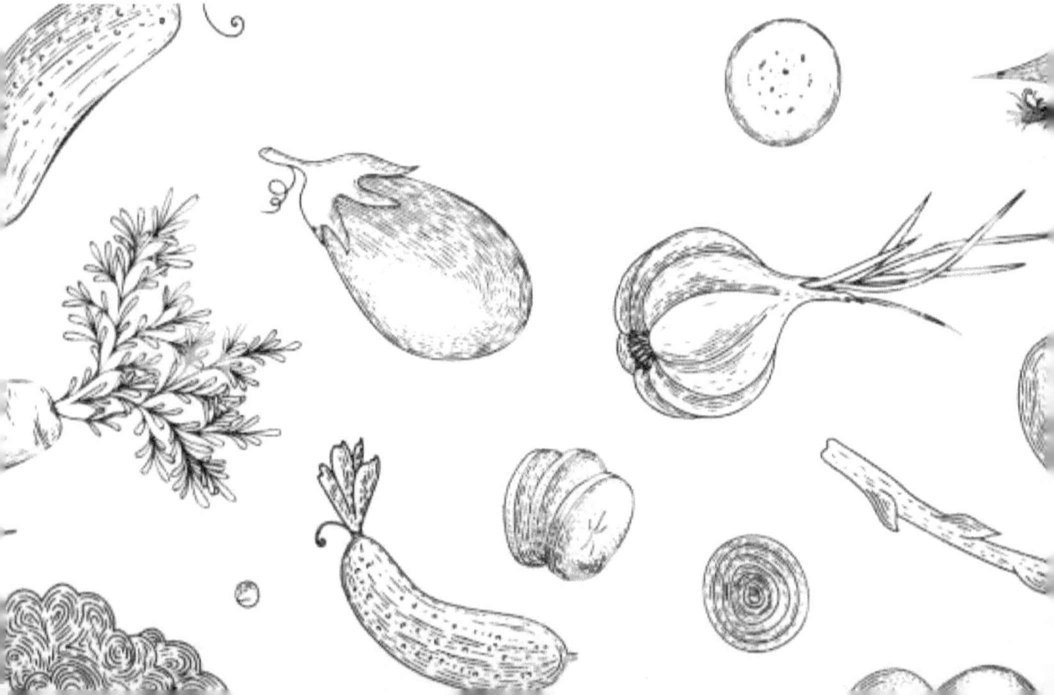

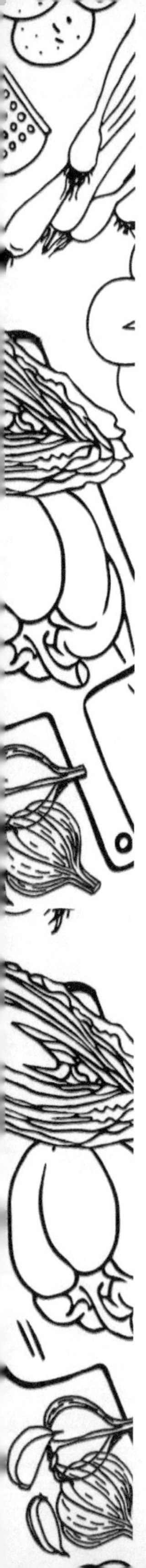

Crema de calabaza 4 raciones

Ingredientes

- *½ calabaza (ya limpia)*
- 1 cebolla
- 1 pizca de sal
- Pimienta negra y un pelín de cúrcuma
- Para decorar, una cucharada de queso parmesano en polvo.
- Agua

Preparación

1. Pelamos la cebolla y cortamos. A la calabaza le quitamos la piel y la parte del centro con hebras y semillas y la cortamos en cubos pequeños.

2. Ponemos en una olla dos o tres cucharadas de aceite de oliva virgen extra y pochamos a fuego suave la cebolla. Cuando comience a dorarse, añadimos la calabaza, rehogamos un par de minutos y añadimos el agua.

3. Dejamos cocer unos 20 minutos. Recuerda que algunas vitaminas se quedan en el agua de cocción, por lo que no hay que añadir mucha agua, la justa para aprovecharla toda para aligerar la crema.

4. Batimos todo y ya tenemos lista una deliciosa crema de calabaza.

Crema de calabacín y puerros 4 raciones

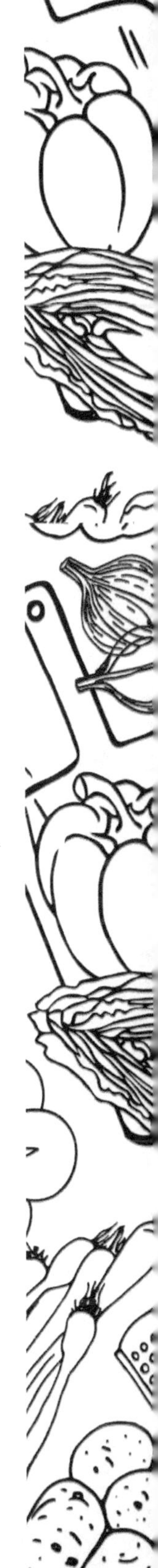

Ingredientes

- 2 calabacines de tamaño grande.

- 2 puerros.

- Agua 250 ml.

- AOVE, sal y pimienta negra recién molida.

- Una rodaja fina de rulo de cabra por persona.

Preparación

1. En una olla, calentamos el aceite de oliva a fuego bajo. Añadimos los puerros picados y sofreímos durante 5 minutos, hasta que se pongan blandos.

2. Agregamos el calabacín en rodajas, el agua, y dejamos que cuezan a fuego medio-bajo durante unos 10 - 15 minutos, o hasta que el calabacín esté tierno

3. Lo batimos durante unos minutos, hasta que tengamos un puré suave y sin tropiezos. Servimos con una rodaja de queso de cabra por encima.

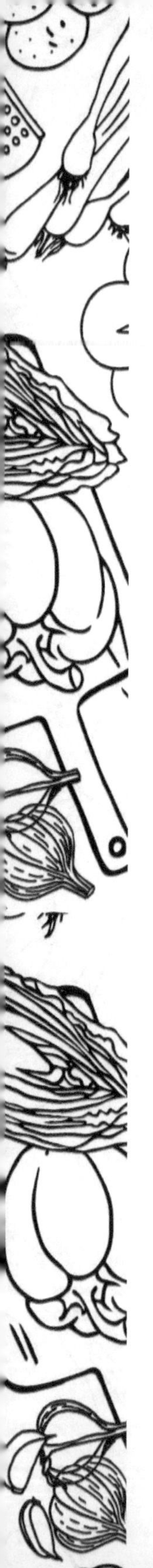

Crema de verduras

Ingredientes (todas las verduras son sustitutivas)

- Calabacín
- Brócoli
- Calabaza
- Cebolla
- Zanahoria
- Queso Parmesano 100gramos
- Agua
- Sal
- AOVE

Elaboración

1. Comenzamos pochando todas las verduras durante unos 5 minutos a fuego lento, salpimentamos. Cubrimos con agua y dejamos cocer unos 20 minutos, dependiendo de sí el tipo de verdura que hemos incorporado necesita más tiempo de cocción o no.

2. Incorporamos el queso parmesano y trituramos todo. Se puede añadir más agua para que quede más ligera.

Crema de espárragos

Ingredientes

- 1 manojo de espárragos verdes.

- 2 puerros

- Sal

- Agua

- 1 taza de leche

- Un puñado de almendras crudas y sin piel.

Preparación

1. Retirar las partes más leñosas del espárrago y desechar. Cortamos las yemas y salteamos junto con los puerros, el AOVE y la sal, durante 7 minutos a fuego medio.

2. Añadir la leche y cocinar durante 10 minutos a fuego lento.

3. Añadimos las almendras y trituramos todo para que quede muy suave.

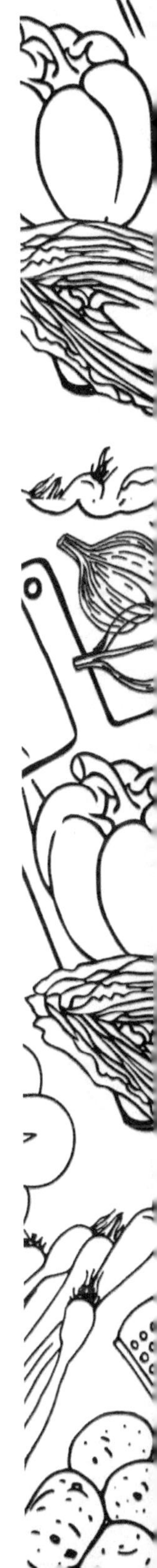

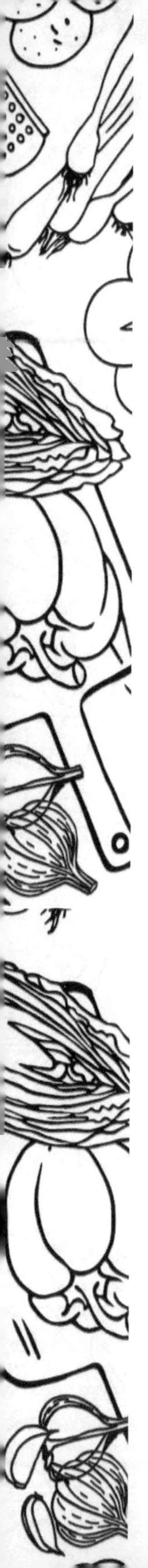

Sopa de cebolla al tomillo

Ingredientes

- 6 cebollas cortadas en julianas.
- Un chorrito de AOVE.
- Sal
- 3 tazas de agua.
- Una ramita de tomillo
- 2 cucharadas de salsa de soja (sin azúcar)

Preparación

1. Saltear las cebollas con un poco de aceite y una pizca de sal durante 10 minutos a fuego lento. Añadir el agua y el tomillo. Tapar y dejar cocinar 30 minutos a fuego lento.

2. Cuando este lista la sopa, podemos condimentarla con salsa de soja. Podemos añadir picatostes pero integrales.

Caldo vegetal con avena

Ingredientes

- 1 zanahoria
- 1 batata
- 1 tira de apio
- 1 cebolla
- 4 tazas de agua
- Una taza de copos de avena
- AOVE
- Huevo cocido campero/eco.

Preparación

1. Cortar las verduras y saltearlas con AOVE durante 10 minutos a fuego bajo.

2. Añadir el agua y cocinar 15 minutos a fuego medio, cuando estén las verduras, añadir los copos de avena y cocinar 5 minutos más.

3. Servir con un huevo picadito.

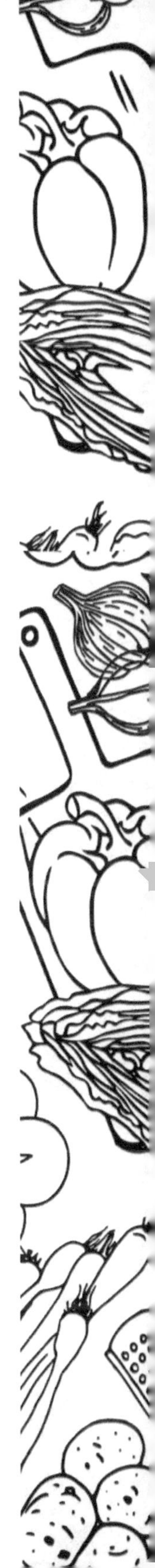

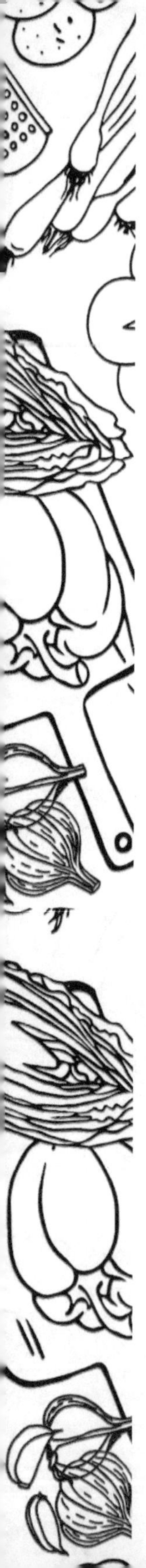# Crema de guisantes y espinacas

Ingredientes

- 500 g de guisantes (congelados)
- 1 cebolla
- 2 tazas de agua
- Un puñado de espinacas
- AOVE
- Sal

Preparación

1. Saltear la cebolla con el AOVE a fuego lento, hasta que este transparente, luego añadimos los guisantes y dejaremos 5 minutos que se salteen con la cebolla.

2. Añadir 2 tazas de agua y cocinar durante 15 minutos. Pasados ese tiempo incorporamos las espinacas y trituramos.

3. Podemos servir con queso fresco desmigado por encima.

Sopa marroquí "Harira"

Ingredientes

- 2 cebollas cortadas en dado

- 1 kilo de tomates triturado

- Un manojo de perejil picado

- Un manojo de cilantro picado

- Apio, mejor el apio verde con hojas

- 200 gramos de garbanzos

- 500 ml de agua

- AOVE

- 2 huevos opcionales.

- Especias: 1 cucharadita de canela, 1 cucharadita de jengibre en polvo, 1 cucharadita de cúrcuma, 1 cucharadita de pimienta negra.

- Una cucharadita de sal

- 1 limón

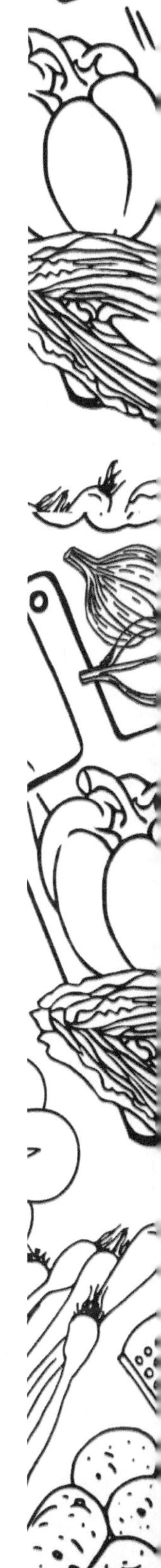

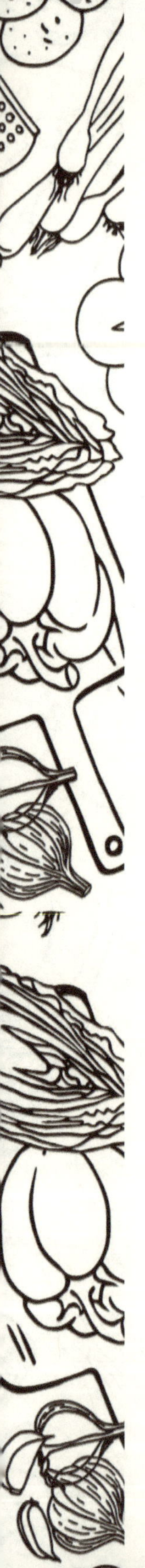

Preparación

1. Saltear la cebolla con el AOVE durante 10 minutos para que coja color. Agregamos los demás ingredientes verduras y especias, y dejamos cocinar 30 minutos a fuego medio.

2. Pasado ese tiempo, trituramos todo, teniendo en cuenta la cantidad de agua, tendría que quedar una textura no muy espesa, es una sopa pero con algo de textura.

3. Agregamos los garbanzos cocidos y dejamos cocinar 10 minutos más. Rectificamos de sal.

4. Cascamos los huevos en un bol, y los batimos, incorporarlos a la sopa muy caliente para que vayan cuajando, no mover hasta que estén cuajados los huevos.

5. Servir con unas gotas de limón.

Sopa de mijo

Ingredientes

- 2 zanahorias
- 2 puerros
- ½ coliflor
- 2 ajos
- 100 gramos de mijo
- 1 litro de agua
- Sal

Preparación

1. Lava, pela y pica en trozos pequeños las zanahorias, los puerros y la coliflor.

2. En una sartén pon a rehogar los ajos, cuando cojan color, añade las verduras, y la mitad del agua, déjalos cocinar durante 15 minutos.

3. Lava el mijo en un colador y añadir a las verduras, agregar el agua restante y dejar cocinar 15 minutos más. Rectificar de sal.

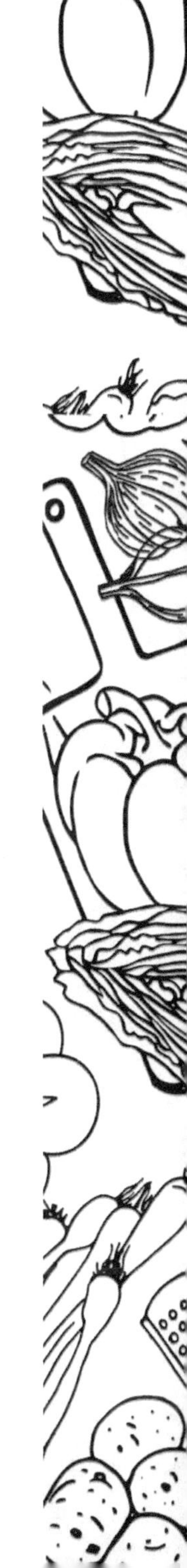

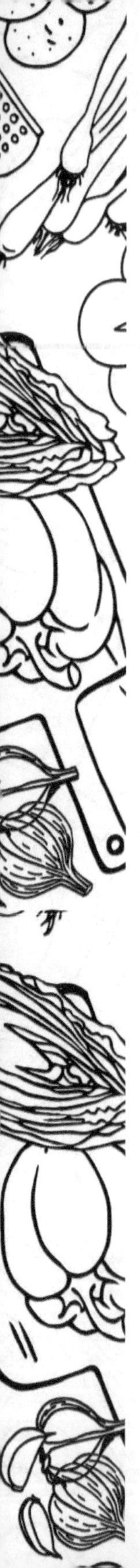

Pisto de verduras

Ingredientes

- 2 dientes de ajo.
- 1 cebolla.
- 1 pimiento rojo.
- 1 pimiento verde.
- 1 calabacín.
- 300 gr de tomate natural triturado.
- Aceite de oliva virgen extra, pimienta negra y sal.

Preparación

1. Pela los dientes de ajo y pícalos bien finitos.

2. Pela la cebolla y pícala en cuadraditos.

3. Agrega el ajo y la cebolla a una cazuela a fuego suave con aceite de oliva, durante 10 minutos.

4. Mientras lava los pimientos y córtalos en cuadraditos. Añade los pimientos a la cazuela. Sigue cocinando a fuego suave durante 10 minutos más, removiendo de vez en cuando.

5. Al cabo de esos 10 minutos añade el calabacín cortado en cubitos, junto con el tomate y un poquito de sal.

6. Cocínalo todo a fuego lento removiendo de vez en cuando durante unos 35 minutos.

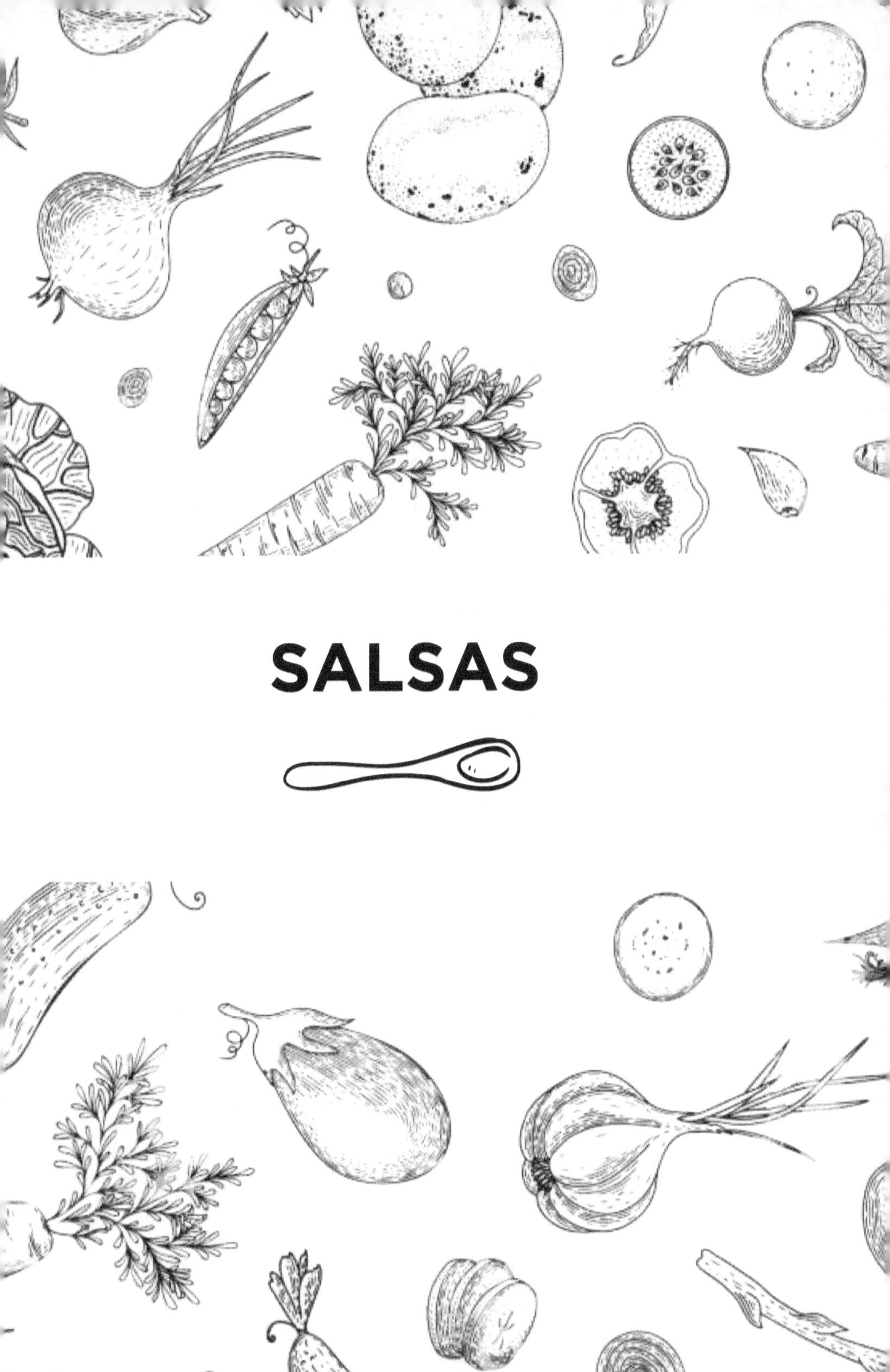

SALSAS

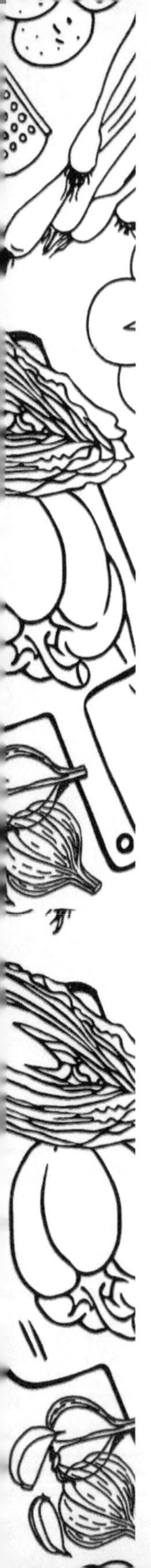

Bechamel

Ingredientes

- 20 gr. aceite de oliva virgen extra

- 40 gr. harina integral

- 500 gr. leche (de vaca o cualquier leche vegetal)

- Sal

- Pimienta negra molida

- Nuez moscada (opcional)

Preparación

1. Pon el aceite en un cazo. Añade la harina y rehoga 3 min a fuego medio-bajo y removiendo.

2. Añade la leche, sal, pimienta negra, nuez moscada (opcional). Cocina la salsa durante 10 min a fuego lento, removiendo de vez en cuando, para que no se pegue.

Salsa de yogur griego

Ingredientes

- 200 g de yogur griego natural de buena calidad
- Zumo de un limón
- ½ diente de ajo rallado o ajo en polvo
- 1 cucharada sopera de aceite de oliva virgen extra
- Sal y pimienta negra de molinillo
- Perejil deshidratado

Preparación

1. Vierte el yogur en un bol, agrega el zumo de limón, el ajo rallado, el aceite de oliva, la sal, la pimienta (a gusto) y el perejil deshidratado, mezcla bien.

2. Vierte en un bote con tapa y deja macerar un mínimo de 2 horas antes de consumir.

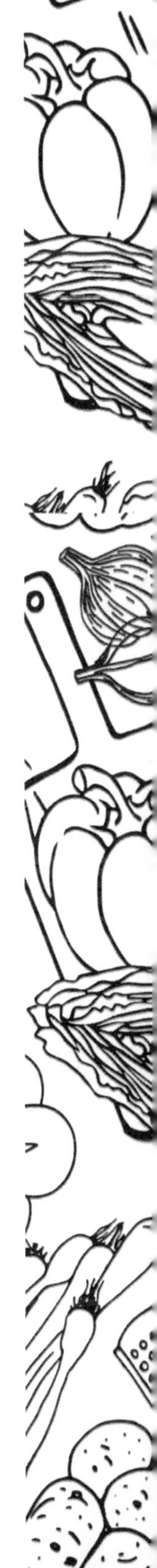

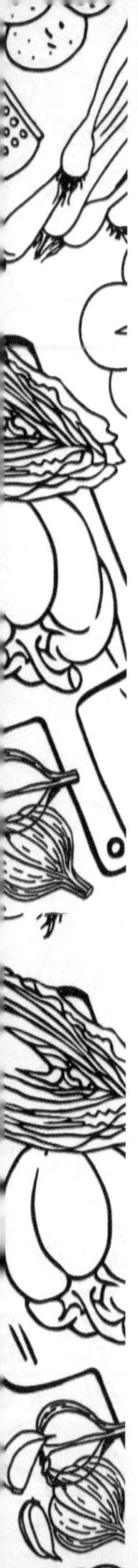

Salsa tahíni para ensaladas

Ingredientes

- 3 cucharaditas de tahini
- Jugo de un limón
- Chorrito de agua

Preparación

1. Mezclar todo los ingredientes en un bol. Añade agua según consistencia deseada.

"Kétchup" casero

Ingredientes

- 1 taza de puré de tomate orgánico
- 1 cucharada de miel orgánica
- 1 cucharada de vinagre de manzana
- 1/4 de cucharadita de mostaza
- 1/2 cucharadita de sal marina

Preparación

1. Simplemente debes mezclar todos los ingredientes en un recipiente y disfrutar de tu condimento natural.

Salsas Pimientos

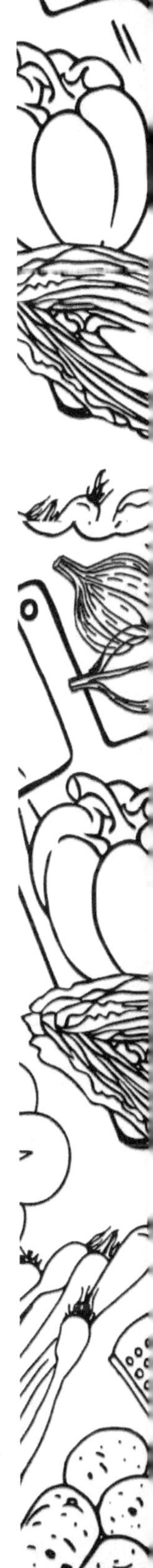

Ingredientes

- 3 pimientos de piquillo asados
- Una pizca de sal
- Una pizca de pimentón dulce
- 1 cucharadita de zumo de limón
- ½ diente de ajo.

Preparación

1. Bátelo todo con la batidora hasta obtener una crema homogénea. Guárdalo en la nevera hasta que lo uses.

Pico de Gallo

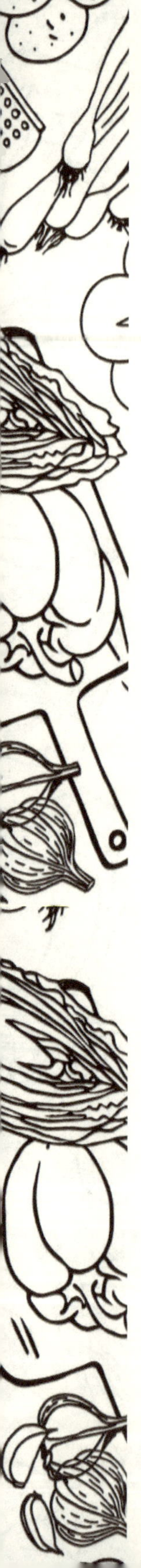

Ingredientes

- 1 tomate
- ½ cebolla
- ½ pimiento verde
- ½ pimiento rojo
- Un chorrito de zumo de lima
- Una pizca de sal
- Un puñado de cilantro

Preparación

1. Pica bien finas todas las hortalizas y mézclalas con el zumo y la sal. Pica fino el cilantro y añádelo, mezclándolo.

Salsa de Tomate Fresco

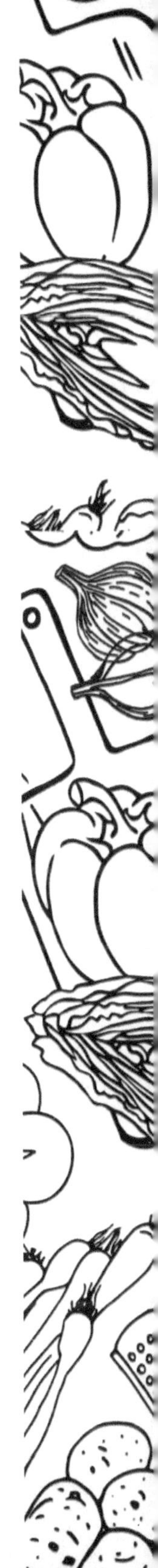

Ingredientes

- 2 tomates bien maduros
- ⅛ de cucharadita de sal.
- Pizca de pimienta negra
- 1 cucharadita de aceite de oliva virgen extra
- Unas hojas de albahaca

Preparación

1. Ralla los tomates en un bol, pica las hojas de albahaca y mézclalo todo. Pruébalo y rectifica de sal o especias a tu gusto.

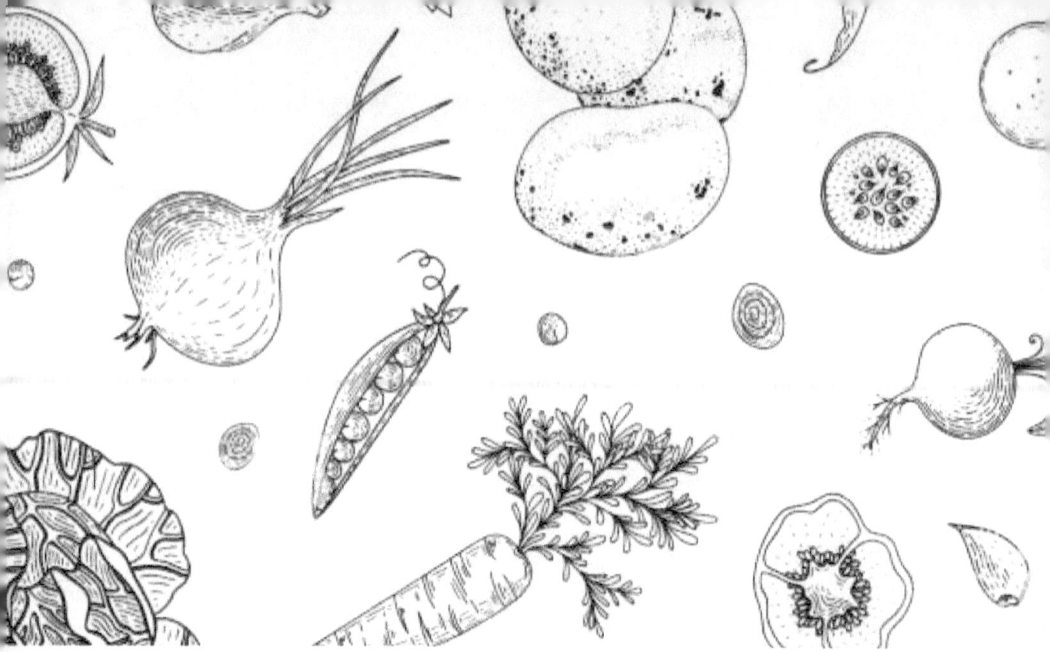

CEREALES

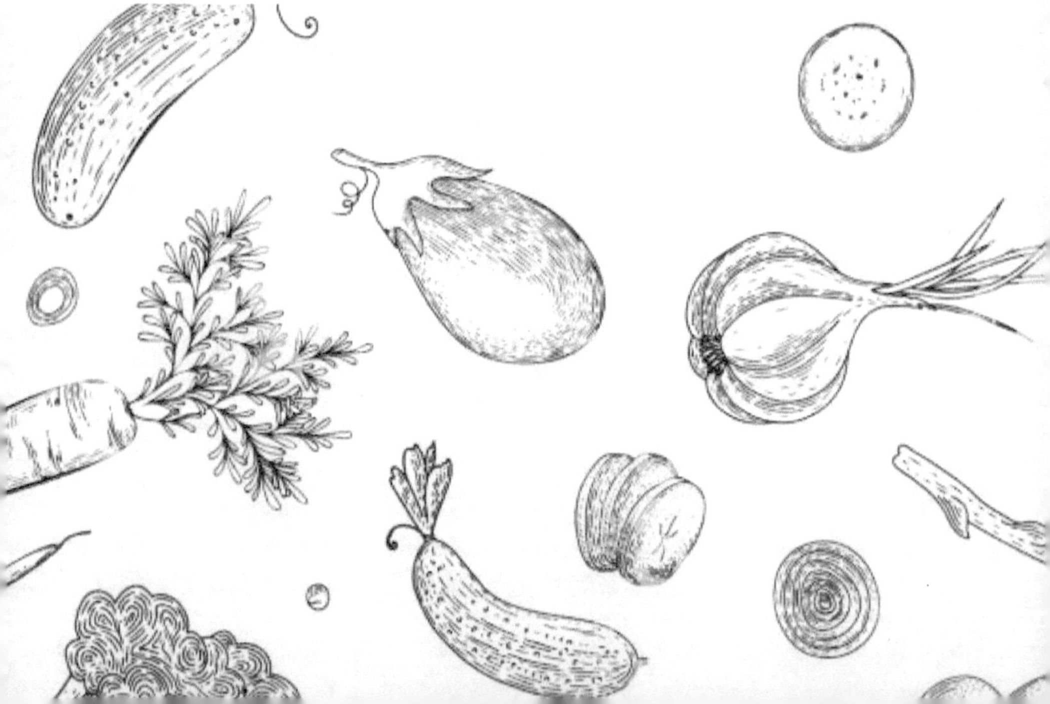

Cocción de los cereales

Amaranto en grano: cocer 1 vasito de amaranto con 2 vasitos de agua y sal al gusto durante 7-10 minutos.

Arroz integral en grano: es conveniente dejarlo en remojo la noche anterior. Después, cocer 1 vasito de arroz integral con 2 vasitos de agua y sal al gusto durante 30 minutos.

Avena en copos: 3 cucharadas en un vaso de agua o leche y cocinar 5 minutos a fuego medio.

Mijo pelado en grano: cocer 1 vasito de mijo con 3 vasitos de agua y sal al gusto durante 45 minutos.

Quinoa en grano: cocer 1 vasito de quinoa con 2 vasitos de agua y sal al gusto durante 15 minutos.

Trigo sarraceno en grano: cocer 1 vasito de trigo sarraceno con 2 vasitos de agua y sal al gusto durante 15 minutos.

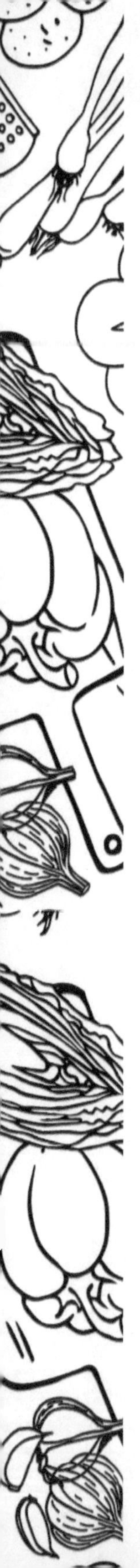

Pan rápido (sin masado)

Ingredientes:

- ✓ ½ kilogramo de harina de trigo integral 100% (o de espelta, de centeno, etc...)
- ✓ 1 cucharada postre de sal
- ✓ 8 gramos de levadura seca de panadería
- ✓ 400 mililitros de agua templada

Preparación:

1. Mezcla en un bol la harina integral con la levadura seca de panadería y la cucharada de sal.

2. Añade el agua tibia poco a poco a los ingredientes secos, chorrito a chorrito, y ve mezclándolo todo hasta conseguir una masa homogénea.

3. Deja fermentar el pan integral sin amasar durante 2 horas en el mismo bol tapado con un paño húmedo en un lugar sin corrientes de aire

4. Pasadas las horas, precalienta el horno a 200 °C. Engrasa un molde rectangular de metal de unos 20-25 cm de largo, y vierte la masa extendiéndola de manera uniforme.

5. Hornea el pan integral casero esponjoso a 200 °C durante unos 20 minutos y después, baja la temperatura a 170 °C y termina de cocerlo unos 25 minutos más. En total tiene que estar en el horno unos 45 minutos.

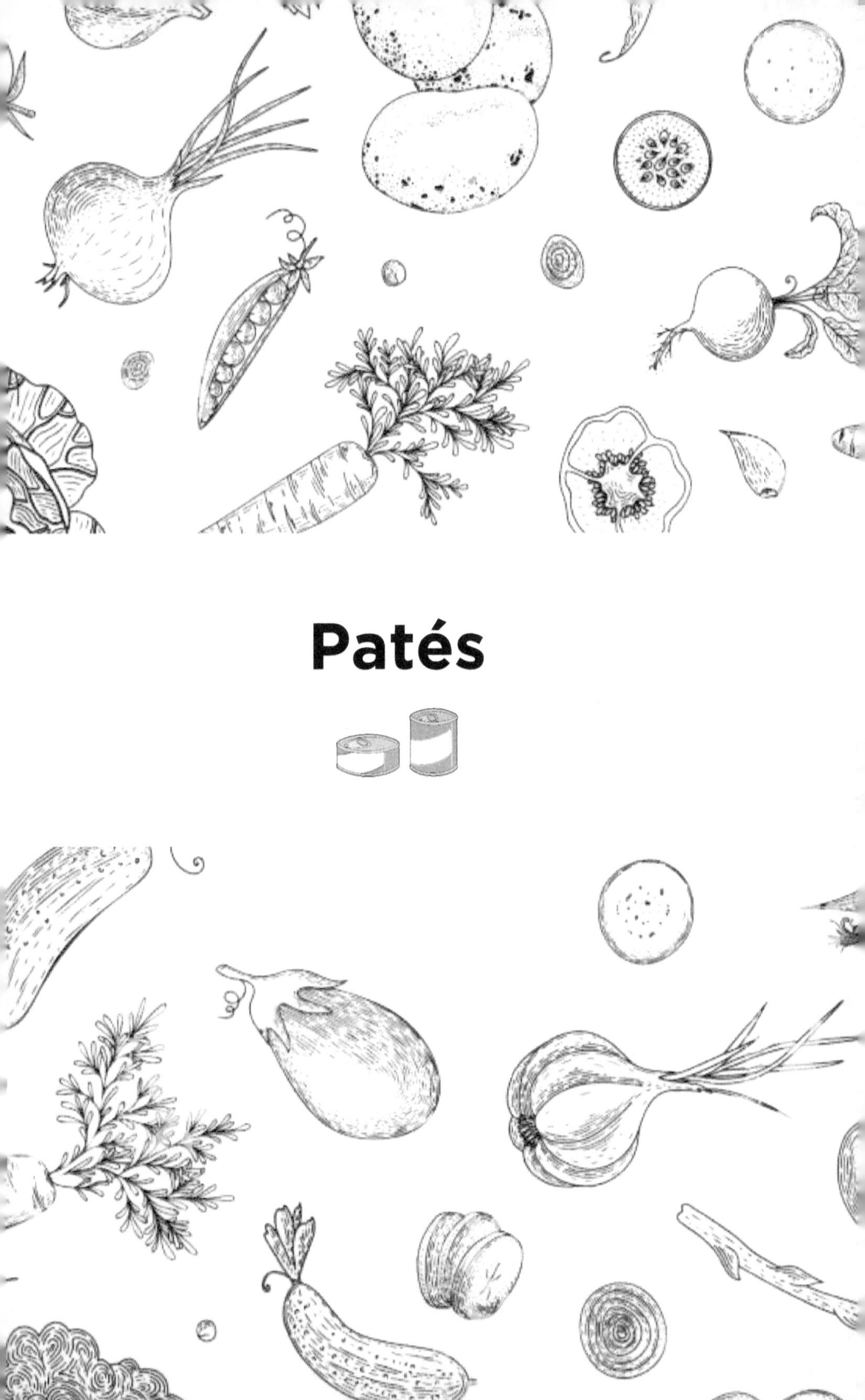

Patés

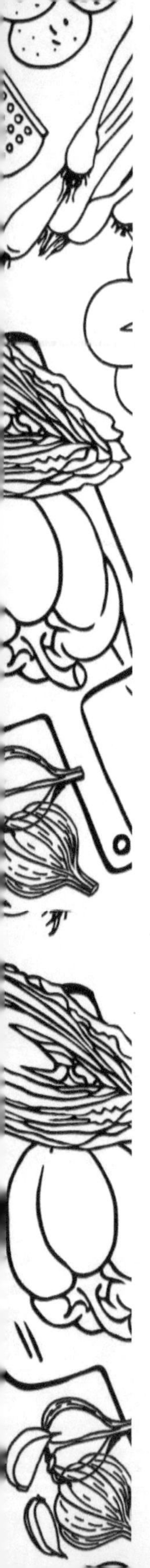

Receta crema de chocolate y avellanas

Ingredientes

- ✓ Avellanas tostadas, 120 gramos
- ✓ 6 Dátiles
- ✓ 3 cucharadas de cacao puro en polvo
- ✓ 1 cucharada de aceite de coco
- ✓ Leche o bebida vegetal, entre 120 mililitros

Modo de preparación

1. Triturar las avellanas en un robot de cocina
2. Se va añadiendo en la mezcla: aceite de coco, cacao en polvo, los dátiles y la leche. Y se vuelve a batir hasta conseguir una buena textura.
3. Pasas la crema a un recipiente y lista para disfrutarla.

Pate de sardinas

Ingredientes:

- ✓ 2 latas de sardinas en aceite de oliva.

- ✓ Una cucharada colmada de queso de untar

- ✓ Zumo de 1/2 limón (más o menos 2 cucharadas soperas)

- ✓ Pimienta negra molida

- ✓ Sal

Preparación:

1. Desechamos el aceite de las sardinas y las limpiamos quitando escamas, espinas y restos de la tripa que pudieran quedar.

2. Ponemos los filetes troceados un poco en el vaso de la batidora y añadimos el queso de untar, el zumo de limón y una pizca de pimienta negra molida.

3. Trituramos y probamos por si hubiera que añadir un poco de sal.

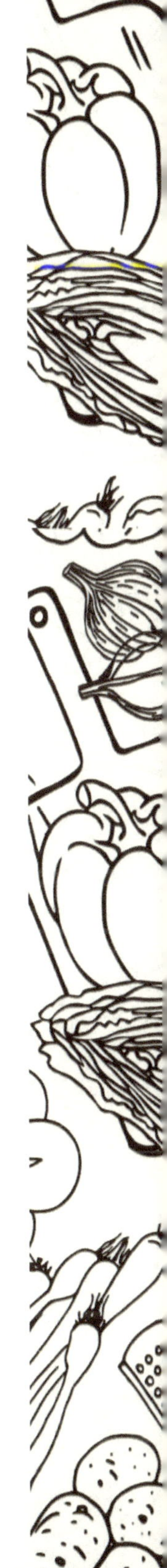

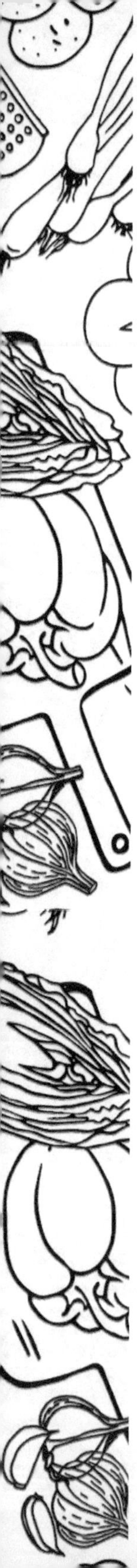

Paté de calabaza

Ingredientes

- 100 gr de pipas de calabaza
- 100 gr de calabaza
- 1 aguacate
- Sal marina
- Pimienta
- 1 ramita de hierbabuena
- Zumo de 1 limón

Preparación

1. Pica muy fina la hierbabuena y mézclala con el zumo de limón, una pizca de sal y la pimienta.

2. Ralla la calabaza y déjala macerar en la mezcla durante 30 minutos. Pela el aguacate y lo trituras con las pipas de calabaza.

3. Agrega la calabaza macerada y su jugo. Vuelve a triturar hasta lograr un paté cremoso.

Paté de berenjena o baba ghanoush

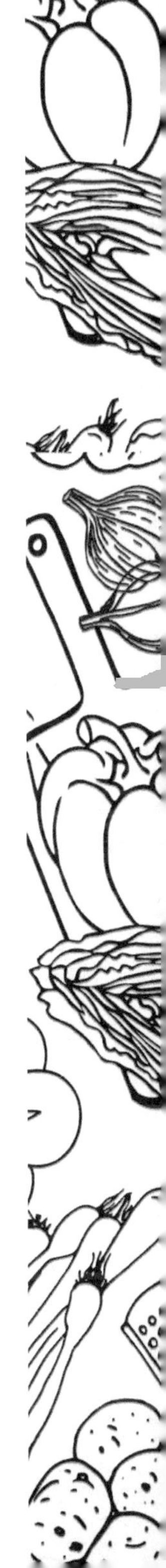

Ingredientes

- 2 berenjenas
- 2 cucharadas de zumo de limón
- 1 cucharada de aceite de oliva
- Sal marina, Pimienta negra
- 1 diente de ajo
- 2 cucharadas de tahín (pasta de sésamo)
- 1/2 cucharadita de comino molido

Preparación

1. Asa las berenjenas en el horno. Retírales la piel y tritúralas con el resto de ingredientes hasta que quede una pasta fina y uniforme.

2. Sirve con unas tostadas de pan integral.

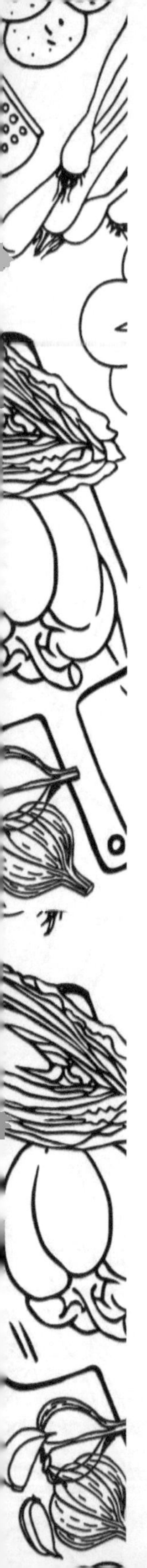

Paté de pimientos del piquillo con yogur

Ingredientes

- 14-16 unidades de pimientos del piquillo (275gr)
- 1 yogur griego sin azúcar
- Aceite de oliva virgen extra
- 1\2 diente de ajo
- Sal

Preparación

1. En una batidora o robot de cocina pon los pimientos del piquillo escurridos. Triturar hasta conseguir una masa fina y homogénea. Añade el yogur griego poco a poco, la sal y el ajo, bate bien hasta que se integre todo.

2. Ahora añadir unos 20ml de aceite de oliva muy poco a poco a la vez que batimos (como si hiciésemos una mayonesa), en este paso conseguiremos que el aceite emulsione y quede una textura más esponjosa.

3. Sirve frio con cebollino picado para decorar.

Pate de atún

Ingredientes

- Dos latas de atún al natural
- Un queso fresco tipo burgos
- Dos cucharadas de tomate frito casero
- Un pellizco de sal

Preparación

1. Añade el atún escurrido, el queso, el tomate frito y la sal, a un procesador de alimentos, y tritura todo a máxima potencia.

2. Guardar en un recipiente de cristal.

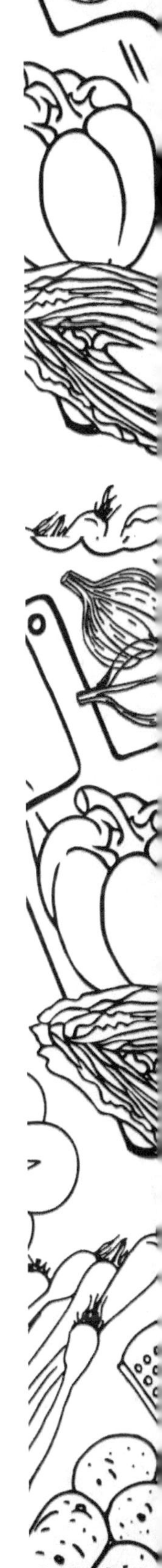

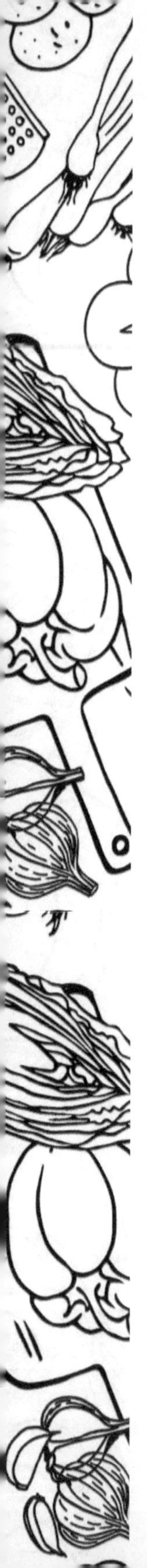

Quinoa Tres Delicias

Ingredientes

- 2 tazas de quinoa cocinada (se puede sustituir la quinoa por cualquier otro cereal)

- 2 zanahorias

- 3 cdas AOVE

- 100 g de guisantes

- Sal

- 1 cda de salsa de soja

- 2 huevos

Preparación

1. Batimos los huevos con una pizca de sal y cuajamos una tortilla francesa en una sartén ligeramente engrasada. Reservamos.

2. En la misma sartén, añadimos dos cucharadas de aceite y salteamos las zanahorias peladas y cortadas en dados de tamaño similar al de los guisantes.

3. Cuando empiecen a tomar color añadimos los guisantes. Salteamos 10 minutos para que se cocinen.

4. Añadimos la quinoa cocida y la soja, mezclamos bien y salteamos durante unos minutos.

5. Finalmente, rectificamos de sal si fuese necesario y añadimos la tortilla francesa cortada en tiras finas.

Hamburguesas de Trigo Sarraceno y Quinoa

Ingredientes

- 1 taza de Trigo Sarraceno.
- 1 taza de Quinoa
- Media cebolla roja rallada
- 1 calabacín rallado
- 2 zanahorias ralladas
- Pan rallado o copos de avena molidos.
- 1 huevo
- 1 cucharadita de Cúrcuma.
- 1 cucharadita de Pimienta Negra.

Preparación

1. Hay que lavar la quinoa y el trigo sarraceno. Luego los llevamos ebullición y los dejamos cocer (los dos juntos) durante 15 minutos. Dejamos reposar y enfriar.

2. Sofreímos la cebolla, las zanahorias y el calabacín rallados durante 15 minutos.

3. En un bol mezclamos el sofrito, la quinoa y el trigo sarraceno. Añadimos la cúrcuma, la pimienta negra, el huevo y el pan rallado 100% integral o sustituir por copos de avena molidos. Dejamos reposar la masa unos 30 minutos.

4. Después preparamos la masa en forma de hamburguesas, calentamos una sartén y las hacemos 3 minutos aproximadamente por cada lado hasta que estén doraditas.

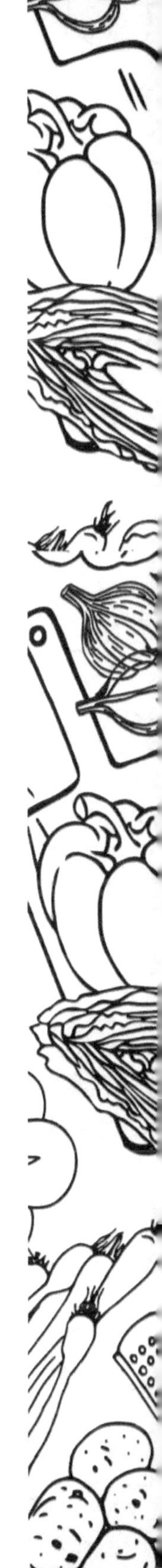

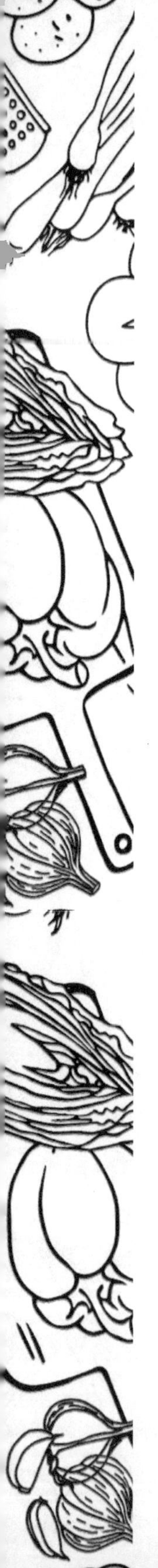

Paella Rápida

Ingredientes (3-4 personas)

- 1 litro caldo para paella mariscos o agua.
- 1 bolsa de marisco preparado para paella
- 1 cebolla
- 2 ajos
- 1/2 pimiento verde y ½ pimiento rojo
- 1 tomate
- Pimentón dulce
- Cúrcuma
- Sal
- 3 taza de arroz integral

Preparación

1. Corta y pica la cebolla, los ajos, los pimientos y el tomate, rehoga en una sartén grande o una paellera, deja que se dore todo un poco.

2. Echa el arroz y saltea todo durante unos minutos.

3. Espolvorea un poco de pimentón por encima, echa la cúrcuma y la sal (rectificar dependiendo si incorporas caldo o agua)

4. Seguidamente incorpora el caldo de marisco o agua (mirar ingredientes).

5. Al ser arroz integral hay que echar más agua de lo normal, echa 2 vasos y medio de caldo por cada vaso de arroz.

6. Según eches el caldo o el agua, remueve todo para que se mezcle bien y no vuelvas a remover, como mucho mueve un poco la paellera pasa soltar un poco el arroz. Al principio sube el fuego fuerte para que rompa a hervir, y justo después baja a fuego medio, lo suficiente para que siga cociendo pero de forma suave. Dejar cocinar 35 minutos aprox.

7. Si ves que se queda algo falto de caldo se le puede echar algo más de agua

8. Cuando el arroz esté cocinado, retira del fuego y déjalo reposar tapado durante unos minutos.

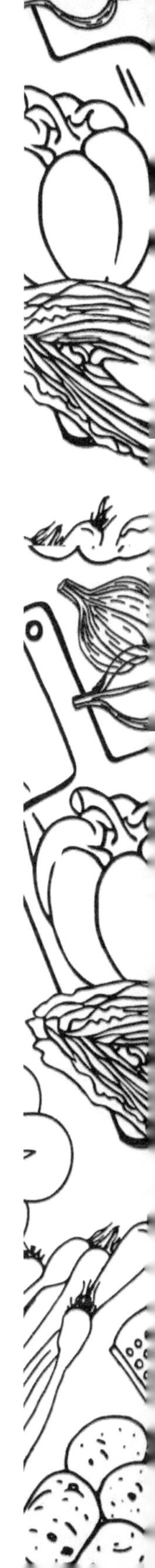

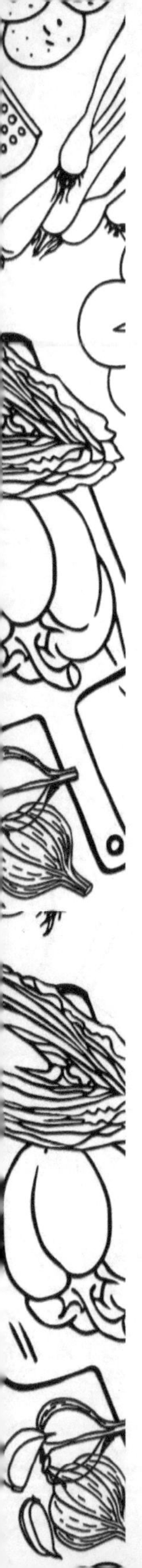

Arroz con huevos revueltos

Ingredientes

- 2 taza de arroz integral
- Sal
- 4 tazas de agua
- 2 huevos

Preparación

1. Introduce el arroz en una olla y agrega el agua y la sal.

2. Cocinar el arroz durante 20 minutos en olla rápida (añadir una taza más de agua) o 45 en olla normal.

3. Cascar los huevos en una sartén con un pelín de aceite, y remover para formar un revuelto.

4. Incorporar la cantidad de arroz cocido necesaria para comer en el momento.

Puré de mijo

Ingredientes

- 2 cebollas
- 1 taza de mijo
- 3 cucharadas de AOVE
- 3 tazas de agua
- Sal
- Leche (vegetal o animal)

Preparación

1. Saltear las cebollas con AOVE y sal durante 10 minutos fuego medio.

2. Añadir el mijo y el agua, y cocinar durante 25 minutos.

3. Pasar todo por la batidora. La consistencia es parecida al puré de patatas. Si está demasiado espeso, se puede añadir un poco de leche.

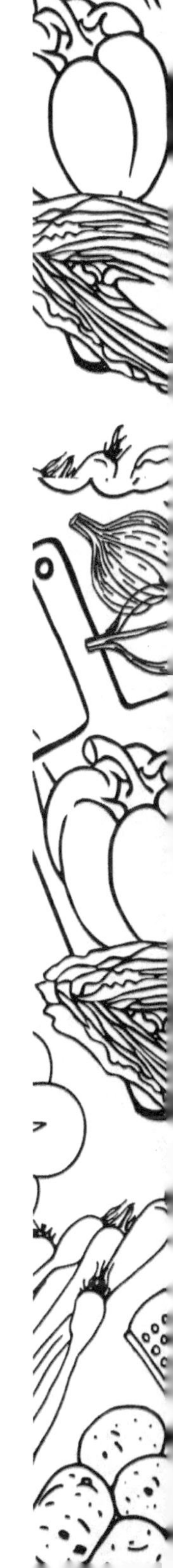

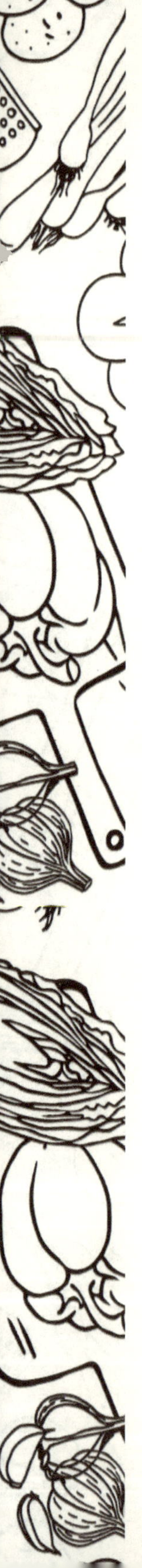

Porridge o gachas de avena

Ingredientes

- 1 vaso de leche de almendras o la leche que tengas en casa

- 3 cucharadas de copos de avena (puedes añadir más o menos en función de lo espeso que te guste)

- 1 cucharadita de canela (opcional)

- Chocolate 85% cacao (opcional)

Preparación

1. Pones la leche a hervir en un cazo y cuando esté en ebullición añades los copos de avena.

2. Dejamos que hierva durante unos 5 minutos a fuego medio, removemos para evitar que se forme grumos y añadimos la canela (opcional)

3. Lo servimos con fruta picada por encima (manzanas, plátano o frutos rojos), frutos secos o chocolate 85% cacao

Arroz con leche para el desayuno

Ingredientes

- 1 vaso de arroz integral (o mijo, o trigo sarraceno...) lo ideal es tener estos cereales previamente cocinados y guardados para las diferentes preparaciones.

- Canela en polvo

- Algunas pasas (opcional)

- Leche vegetal (arroz, avena,..) o animal.

- Un limón bien lavado (utilizaremos su piel)

- Una pizca de sal

Preparación

1. Coger la cantidad que vamos a comer, y mezclar con la leche vegetal, la canela, y unas cuantas pasas.

   Si es invierno, lo tomamos caliente y si es verano, se toma frio.

2. Rallar la piel del limón y añadirla encima de la crema (vigilar de no rallar la parte blanca de la piel, es amarga), y frutos secos troceados.

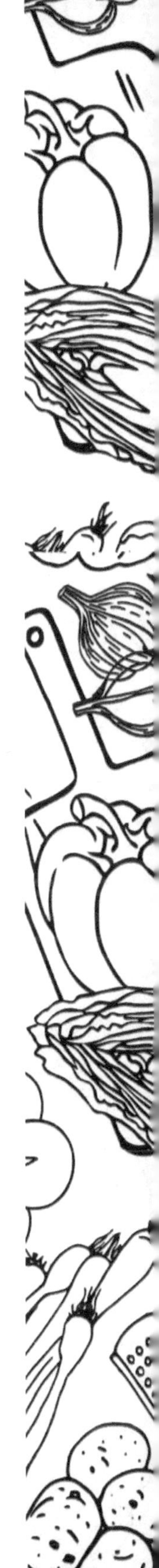

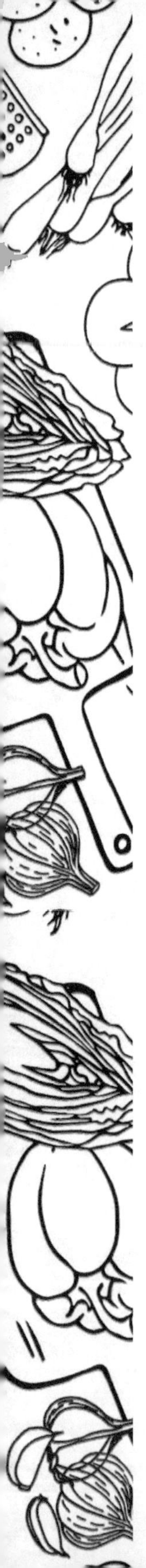

Tortitas de avena

Ingredientes

- Una taza de copos de avena o harina de avena

- 1 huevo y 1 clara

- Una cucharadita de levadura de bizcocho

- Leche de avena

Preparación

1. Batir todos los ingredientes menos la leche.

2. Ir incorporando la leche según se necesite. La textura es algo espesa pero sigue siendo líquida.

3. En una sartén antiadherente, se incorpora una gotitas de aceite, y se añadir un poco de mezcla a la sartén, se le deja 1 minuto por cada lado aprox y se sirven calientes.

"Galletas en 2 minutos"

Ingredientes

- Un paquete de pan tipo Wasa o biscotes muy finos 100% integral

- Una tableta de chocolate 70 % cacao

Preparación

1. Derretir el chocolate al baño maría.

2. Untar una ligera capa de chocolate sobre el biscote y poner otro biscote encima, tipo sándwich.

3. Procederemos así con el resto del paquete.

   # Estas "galletas" se pueden preparar y dejar guardadas en un tarro de cristal hermético.

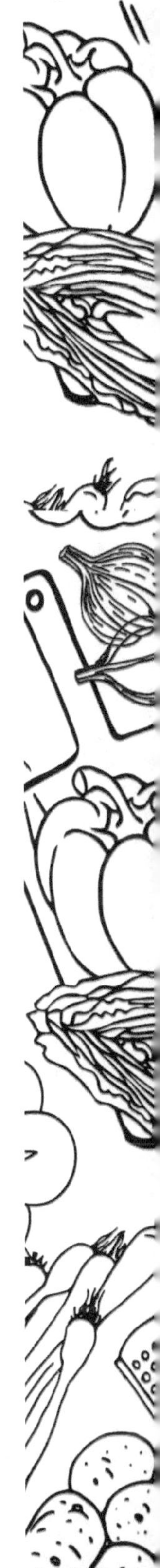

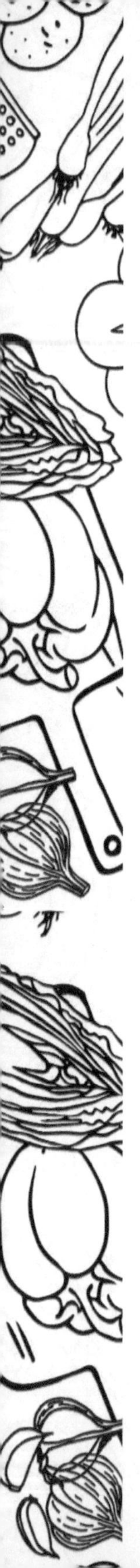

Masa 3 en 1 pizzas, wraps y empanadillas

Ingredientes

- 1 taza de harina de espelta integral
- 1/3 de vaso de agua templada
- 1 cucharadita de levadura de bizcocho
- 1 cucharada de AOVE
- 1 cucharadita de sal

Preparación

1. Se mezclan todos los ingredientes y se amasan durante 5 minutos.

2. Ir rectificando el agua conforme se amasa, tiene que quedar firme pero no dura

3. Esta masa no necesita levado, así podrá utilizar en seguida.

4. Pizzas

5. Cuando tengas la masa, formas la base de pizza con un rodillo sobre un papel vegetal y agregar los ingredientes de tu preferencia.

Wraps

- Se forman pequeñas bolas, se estiran con la ayuda de un rodillo y se cocina en una sartén a fuego medio por ambas caras. Se pueden rellenar de los ingredientes de tu preferencia, tanto dulces como salados.

Empanadillas

- Se forman pequeñas bolas en una superficie enharinada, y rellenar de tus ingredientes favoritos. Se introduce en el horno y tardan aprox 15 minutos a 180°

- Pan 100% integral, "rápido y a la sartén"

Ingredientes

- 2 tazas de harina de espelta integral

- 2 cucharadas de aceite de oliva virgen extra

- 1 cucharadita de sal

- 1 cucharadita de levadura seca de panadería

- 1/2 taza de agua tibia

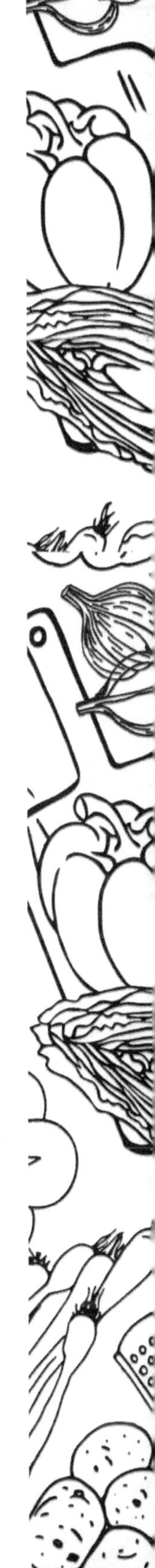

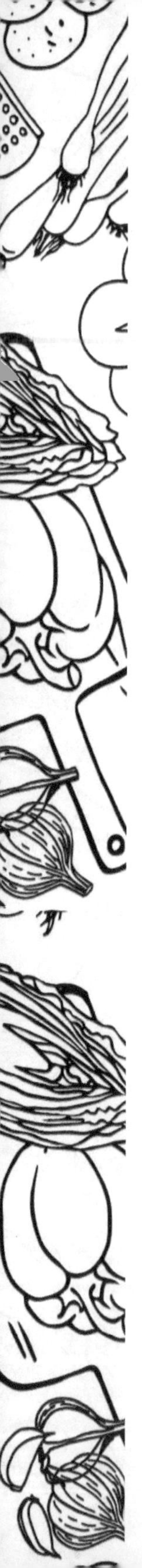

Preparación

1. En un bol limpio, incorporamos las tazas de harina, la cucharadita de levadura y la sal, movemos esta mezcla bien, y a continuación agregamos las dos cucharadas de AOVE.

2. Agregamos el agua poco a poco y vamos formando la masa con la ayuda de las manos (aquí os pueden ayudar los peques).

3. Amasamos durante 5 minutos encima de una superficie enharinada.

4. Formamos pequeñas bolas, y las aplastamos bien (4 cm). Dejamos reposar durante 15 minutos en un espacio sin cambios de temperatura, por ejemplo en el interior del horno/microondas sin calentar.

5. Pasado ese tiempo, calentamos la sartén, y vamos cocinando a fuego lento los panecillos por ambas caras hasta que se doren.

6. Una vez fríos, se pueden rellenar de lo que queráis. Se pueden usar como pan de hamburguesa

Galletas de avena y zanahoria sin azúcar

Ingredientes

- 2 zanahorias peladas y ralladas

- 1 taza de avena molida

- 2 plátanos maduros

- 1 cucharadita de levadura de bizcocho

- ½ cucharadita de canela

- Un puñado de nueces partidas para decorar

Preparación

1. Machacar los plátanos con un tenedor (cuanto más maduros, mejor).

2. Agregar las zanahorias ralladas al plátano, la canela, la cucharadita de levadura de bizcocho, y finalmente la harina de avena.

3. Formamos bolas, y aplastamos para formar la galleta de 5 cm de espesor.

4. Incorporamos trozos de nueces por encima, y las introducimos en el horno precalentado a 180 grados, durante 15-20 minutos.

5. Dejamos enfriar.

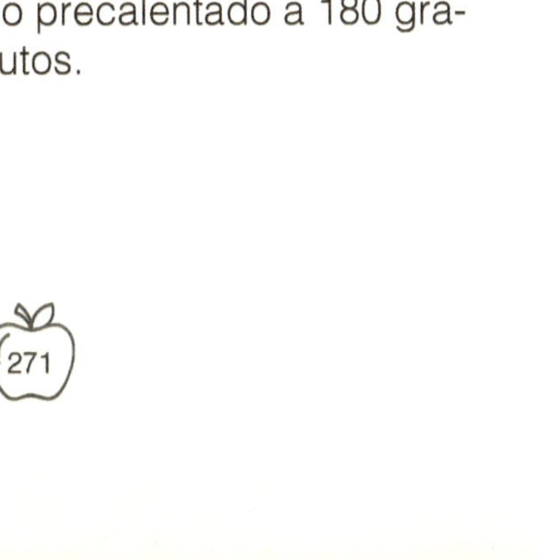

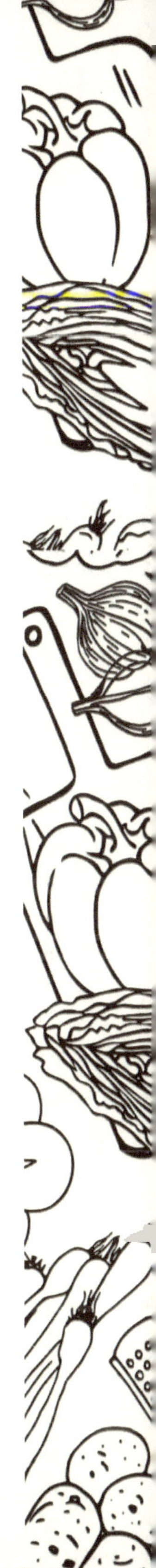

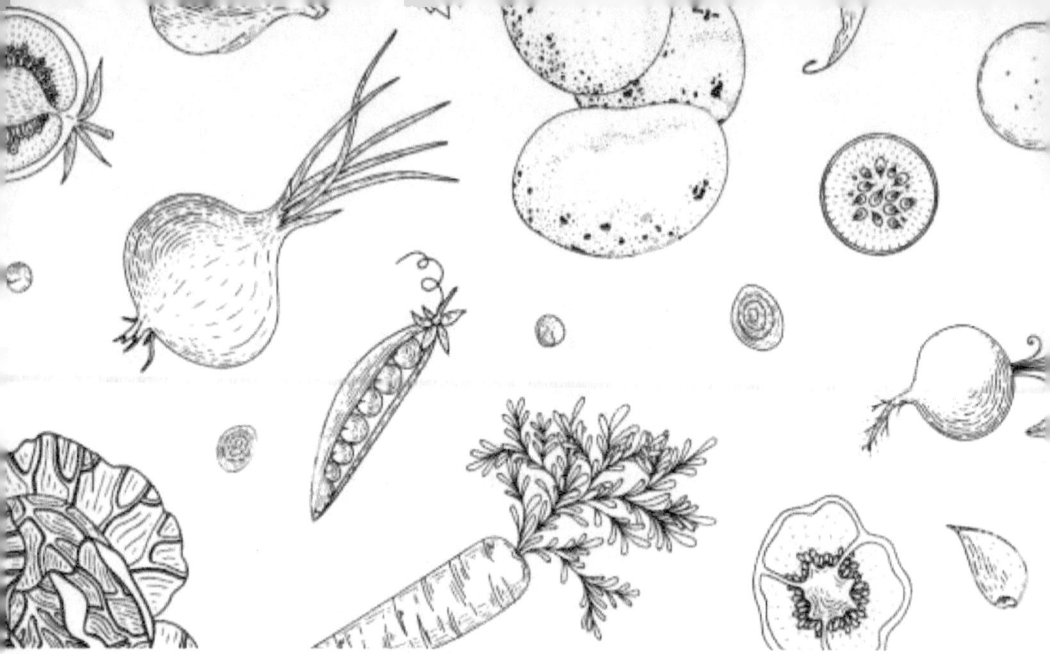

PESCADO

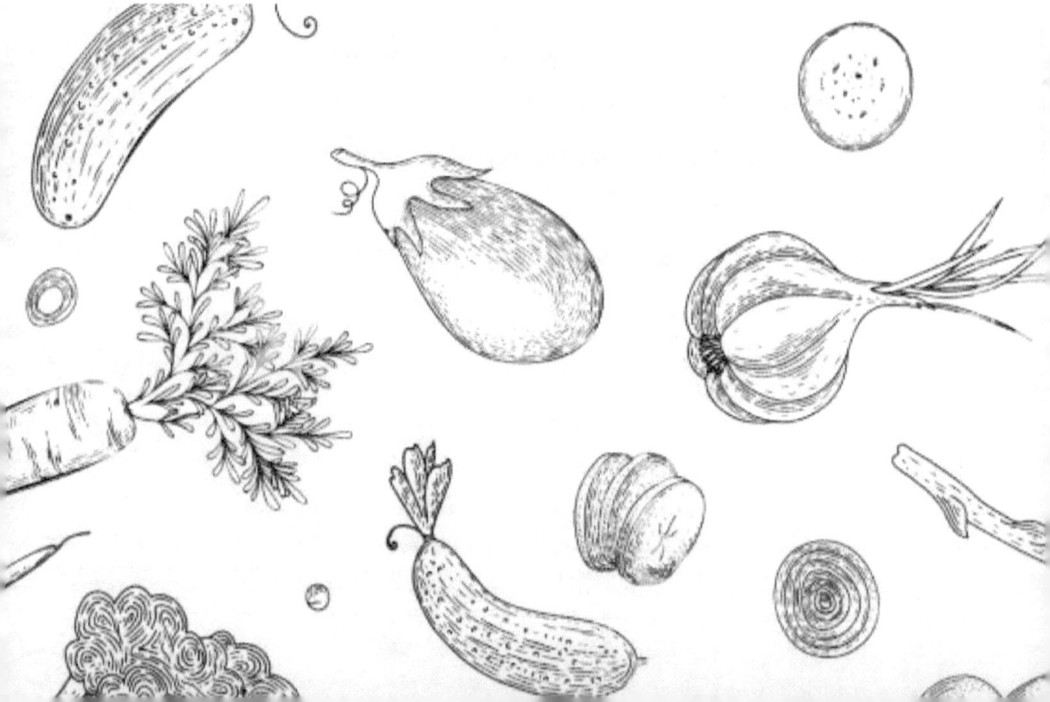

Barritas de salmón

Ingredientes

- 400-450 gr de filetes de salmón sin piel ni espinas.

- 2 huevos.

- 50gr de copos de maíz (sin azúcar).

- Sal y pimienta.

Preparación

1. Comenzamos cortando el salmón en dos o tres trozos. Es mejor que queden gorditos para que al hacerlos al horno no queden muy secos.

2. Prepara los ingredientes para el rebozado. Por una parte batimos los huevos con una pizca de sal y pimienta, y por otra trituramos ligeramente los copos de maíz.

3. Secamos bien los trozos de salmón con papel y los pasamos por el huevo batido y luego por los copos de maíz triturados.

4. Ponemos todos los trozos de salmón rebozados sobre una bandeja de horno con papel. Horneamos, con el horno precalentado a 200ºC, durante unos 20-25 minutos hasta que estén dorados.

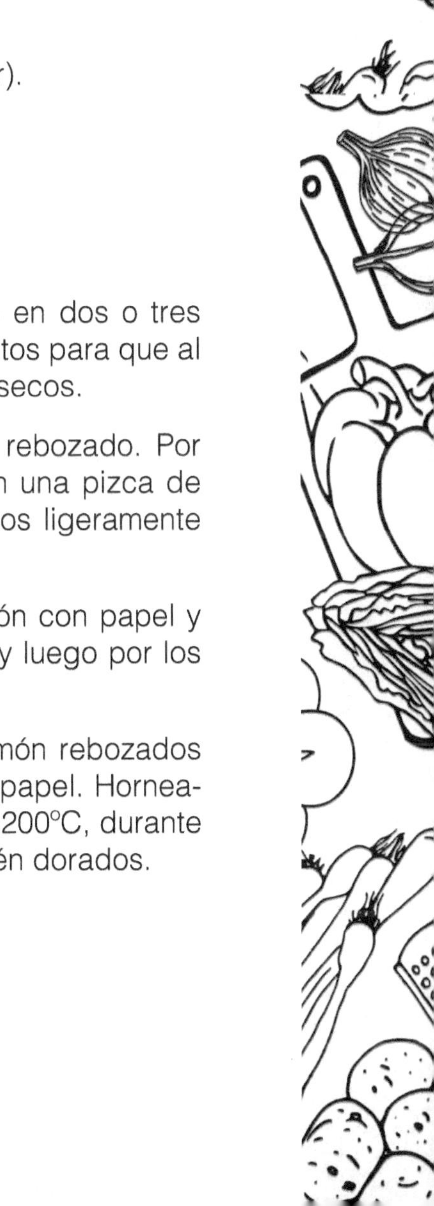

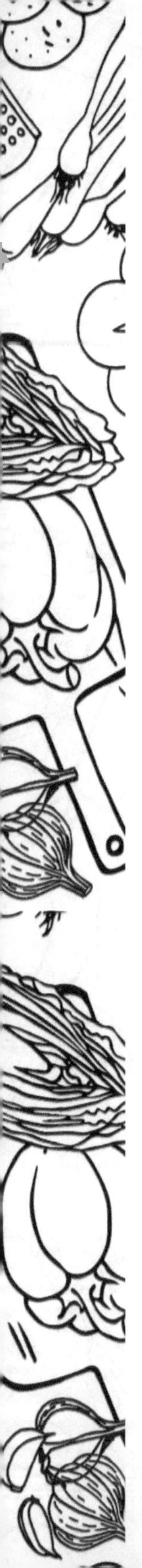

Hamburguesas de atún

Ingredientes

- 3 latas de atún al natural
- ½ taza de copos de avena ligeramente triturados.
- 1 huevo
- 1 cucharada (sopera) de perejil picado
- 1 cucharadita de un diente de ajo picado
- ½ cebolla pequeña rallada
- ½ zanahoria rallada finamente
- Aceite de oliva virgen extra
- Sal
- Pimienta, al gusto

Preparación

1. Comenzamos escurriendo el atún y desmenuzarlo poco a poco, con las propias manos en un bol. Añadimos perejil, zanahoria, cebolla y el ajo picado. También agregamos la sal, el huevo, pimienta y trituramos todo con un tenedor, hasta mezclar bien.

2. Una vez bien mezclado todo, añadimos los copos de avena triturados ligeramente y amasamos con las manos hasta que todo quede como una masa compacta y moldeable.

3. En una sartén con un poco de aceite, doramos por ambas caras.

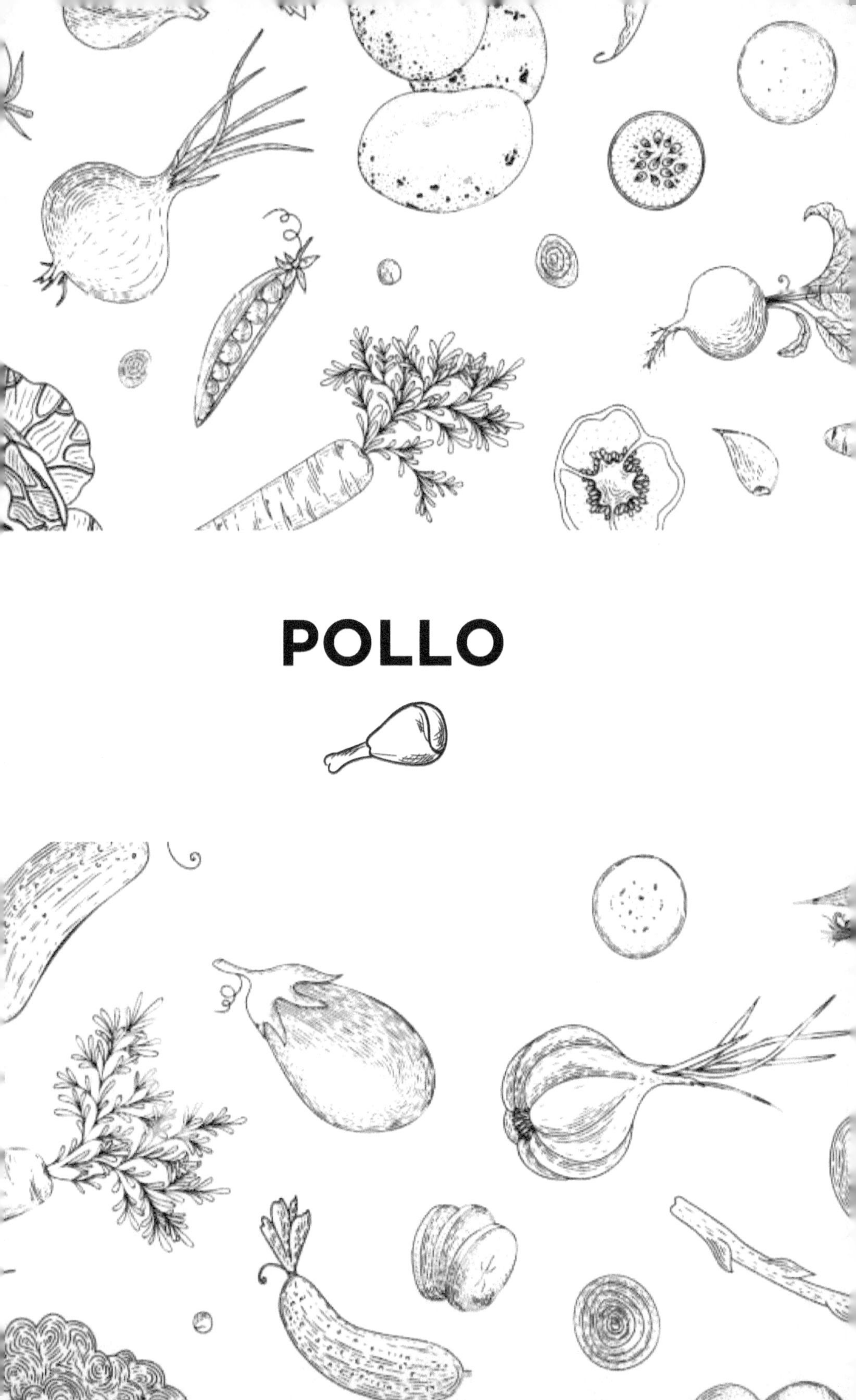

POLLO

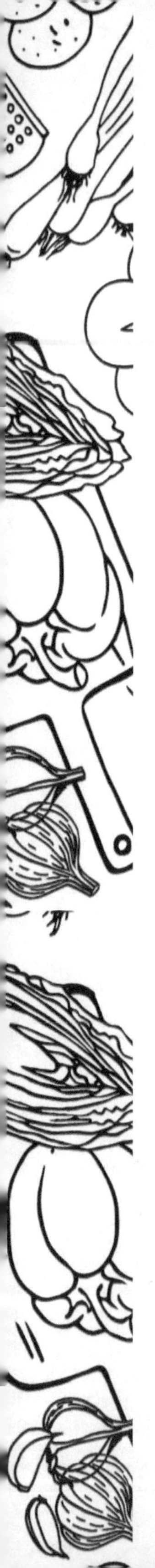

Nugget de pollo y zanahorias

Ingredientes

- 500 gr. de carne de pollo picada.

- 3 Zanahorias.

- 1 Huevo L.

- 1 Cucharada de harina de avena (así no sabe como la otra harina a crudo).

- 1 Cucharada de queso rallado (usé Emmental).1 Cucharadita rasa de cebolla en polvo.

- Sal y pimienta negra molida al gusto (usé 1/2 cucharadita de sal y una pizca de pimienta).

- Rebozado: 1 taza y 1/2 de cereales tipo copos de maíz tostado (tipo hojuelas).

Elaboración

1. Precalentar el horno a 180° con calor arriba y abajo.

2. Pelar y rallar las zanahorias.

3. En un bol grande poner la carne de pollo picada (pechugas de pollo picadas) y la zanahoria rallada, mezclar bien con un tenedor

4. Añadir el huevo y el queso rallado, seguir removiendo.

5. Echar harina de avena, la cebolla en polvo y salpimentar al gusto mientras mezclamos todo bien con las manos o un tenedor.

   Por otro lado, preparamos el rebozado machacando los cereales de copos de maíz con una batidora/picadora o poniéndolos en una bolsa aplastando con un rodillo.

1. Con una cuchara grande, coger una porción de la masa de pollo y damos forma redonda con las manos (sin apretar demasiado para que quede jugoso). La pasamos por nuestro rebozado de copos de maíz machacados.

2. En una bandeja con papel para horno vamos colocando todos los nuggets caseros.

3. Metemos al horno que teníamos a 180º unos 20 minutos aproximadamente, hasta que los notemos dorados.

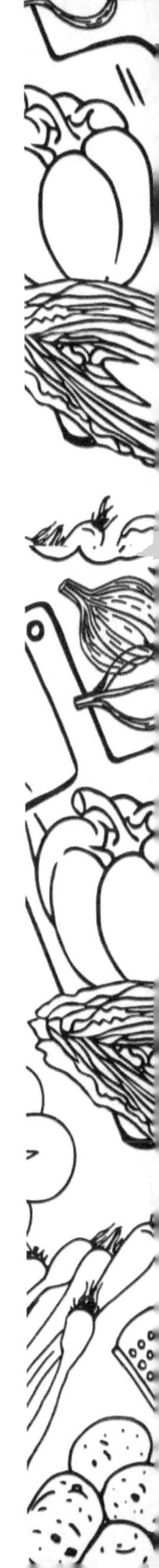

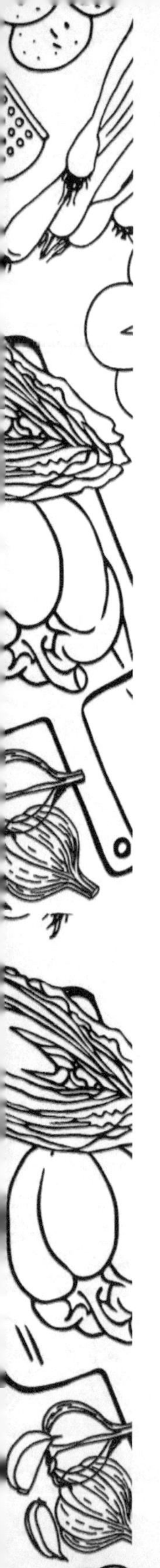

Empanadilla de pollo

Ingredientes

- 350 g de pechuga de pollo

- 1 cebolla

- 1 diente de ajo

- ½ pimiento rojo

- 4 cucharadas de tomate triturado

- ¼ de cucharadita de orégano

- Una cucharadita de ralladura de limón

- Sal y pimienta

- Un huevo para pintar las empanadillas

- 2 cucharadas de aceite de oliva virgen extra

Preparación

1. Preparamos la masa de las empanadillas con la masa 3en1

2. Precalentamos el horno a 180 grados.

3. Cortamos en trocitos pequeños el pollo, también puedes picarlo en la picadora ligeramente.

4. Mientras tanto picamos muy fino la cebolla, los ajos y el pimiento rojo.

5. En una sartén antiadherente añadimos aceite de oliva virgen extra, y pochamos la cebolla, los ajos y el pimiento unos tres minutos.

6. Añadimos la cucharada de ralladura de limón y la carne de pollo al sofrito; a continuación cuatro cucharadas de tomate triturado y el orégano. Sofreímos durante cinco minutos.

7. Apagamos el fuego y ponemos una cucharada de relleno en cada empanadilla aproximadamente. Las cerramos y damos forma. Con un tenedor presiona ligeramente los bordes de las empanadillas así quedan como pequeños surcos.

8. Batimos el huevo como para tortilla y 'pintamos' las empanadillas con una brocha de silicona.

9. Introducir las empanadillas en el horno a 180 grados durante aproximadamente 15 minutos o hasta que las veas doradas.

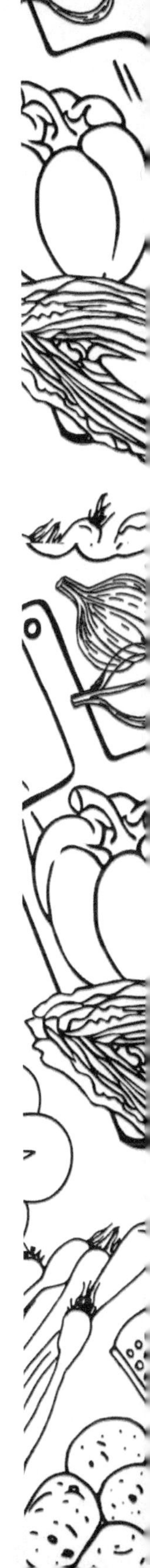

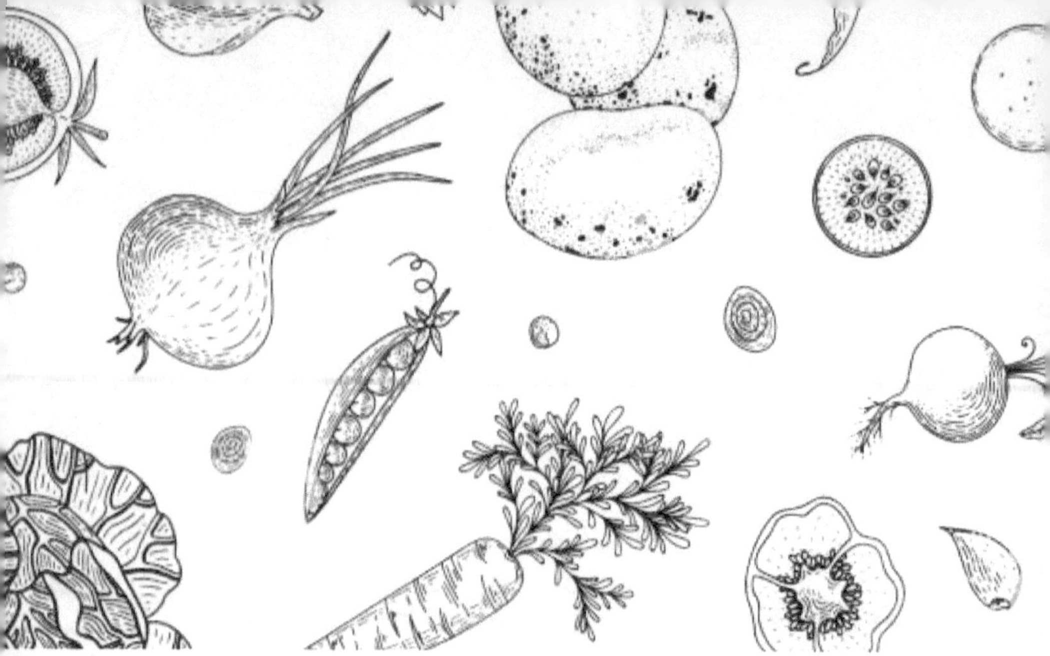

LEGUMBRES

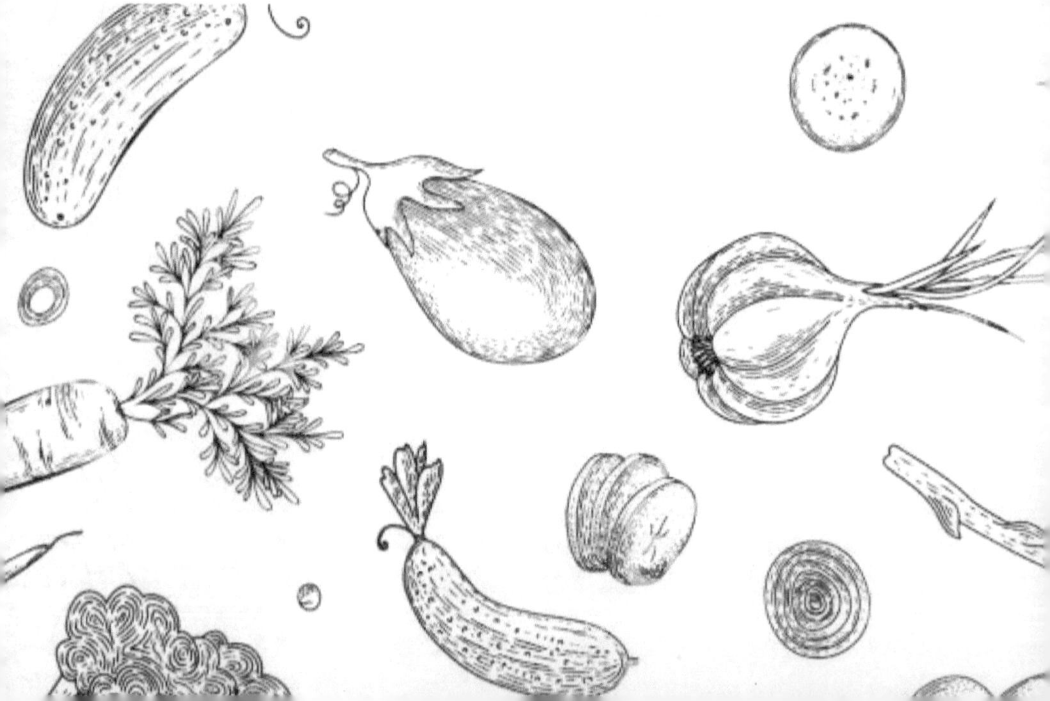

Recetas saladas con legumbres

Tiempos de cocción de las legumbres

Tiempos de cocción de legumbres

	Remojo	Cocción olla normal	Cocción olla exprés
Garbanzos	10-12 horas	1-2 horas	20-30 minutos
Alubias	10-12 horas	30-60 minutos	10-20 minutos
Lentejas	Sin remojo	30-60 minutos	10-20 minutos

Garbanzos con pimientos

Ingredientes

- 400 g de garbanzos cocidos
- 1 pimiento rojo
- 1 pimiento verde
- 1 cebolla

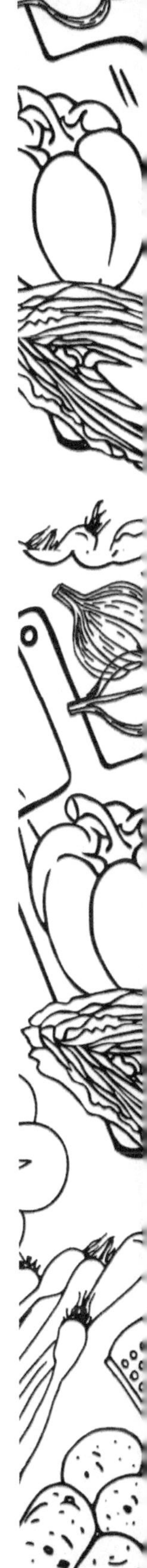

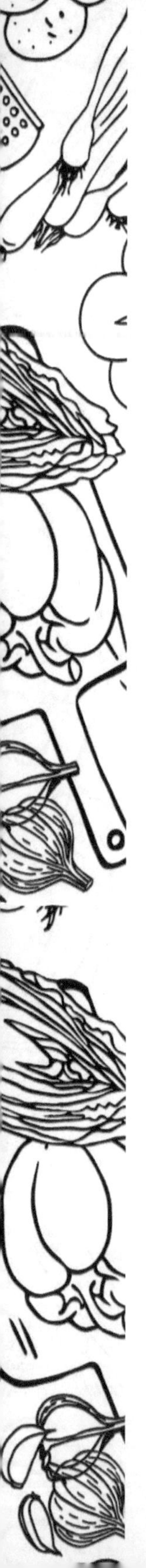

- 2 dientes de ajo

- Perejil fresco (opcional)

- AOVE

- 1/2 cucharadita de orégano(opcional)

- Sal y pimienta negra molida

Elaboración

1. Lavar los pimientos, retirar las pepitas y cortarlos en cuadraditos.

2. Pelar los dientes de ajo y la cebolla. Picar ambos lo más fino posible.

3. En una sartén, calentar 2 o 3 cucharadas soperas de aceite de oliva.

4. Añadir la cebolla y los pimientos y sofreír a fuego medio-bajo unos 10 minutos, hasta que estén tiernos. Remover con frecuencia para que no se quemen.

5. Incorporar ahora el ajo picado, mezclar bien y sofreír un par de minutos más.

6. Agregar los garbanzos, mezclar bien y rehogar un par de minutos a fuego medio, hasta que los garbanzos hayan cogido temperatura y se hayan impregnado del sabor del sofrito. Añade la ½ cucharadita de orégano.

7. Espolvorear con perejil picado para servir.

Hummus de garbanzos

Ingredientes

- 450 g de garbanzos cocidos

- 2 dientes de ajo

- 1 vaso del agua de cocción de los garbanzos (si los hemos cocinado nosotros) o agua.

- Un chorrito de AOVE

- 1 cucharada de tahíni (pasta de sésamo)

- 1/2 cucharadita de sal

- 30 ml de zumo de limón

Preparación

1. En un vaso de batidora, agregamos el zumo de limón, los garbanzos, la sal, el aceite de oliva, los dos ajos, el tahíni y el caldo de garbanzos o el agua.

2. Trituramos todo hasta que quede una textura suave, añadir más agua si se ve necesario.

3. Por último, lo servimos con pimentón dulce y podemos añadir un poco de perejil y un chorrito de AOVE.

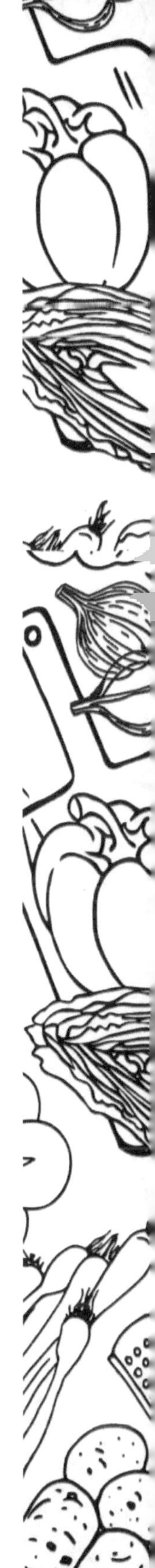

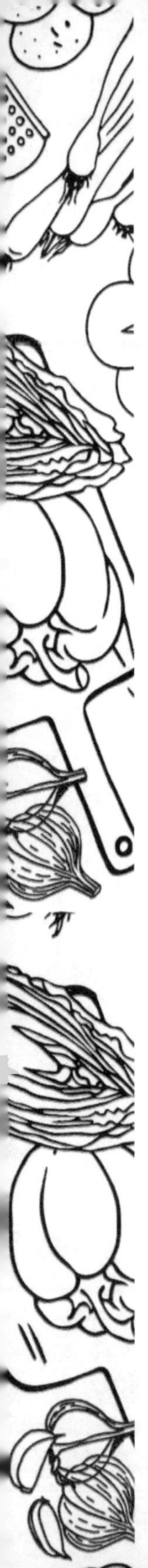

Judías negras con pimientos

Ingredientes

- 250 gramos de judías negras secas o 500 gramos ya cocidas.

- 1 pimiento rojo

- 1 pimiento verde

- 1 cebolla

- 6 ajos picados

- Un ramillete de cilantro

- Un poco de sal

- Media cucharadita de comino

Preparación

1. Saltear los pimientos picados, la cebolla y el ajo. Los dejamos 10 minutos a fuego medio e ir removiendo.

2. Cocinar las judías previamente remojadas 8 horas, durante 35 minutos a fuego medio/alto (no añadir sal). Escurrir y conservar el agua.

3. Cuando estén las verduras semicocinadas, añadir las judías cocidas, la sal al gusto, el comino y
la mitad del ramillete de cilantro. Dejamos sofreír
1 minuto con las verduras. Después bajamos el
fuego, y añadimos dos cucharones del caldo de
las judías, y dejamos cocinar 10 minutos, rectificamos de sal, y no dejar que se sequen por
completos, si es necesario añadir un cucharón
más de caldo.

4. Cuando estén las judías, servir con cilantro picado por encima.

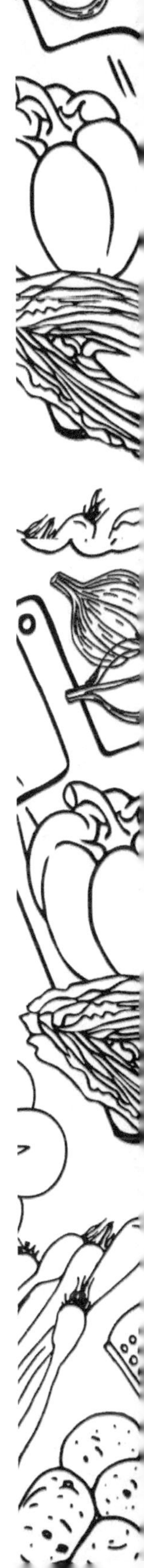

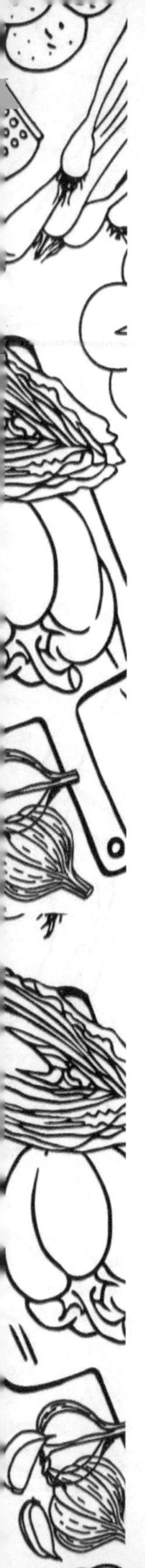

Lentejas al curry

Ingredientes

- 350 g de lentejas, (7oo g si son cocinadas)
- 1 puerro
- 1 cebolla
- 1 diente de ajo
- 1 calabacín
- 1 pimiento rojo
- 2 cucharaditas de curry
- 1cucharadita de cúrcuma
- 1 cucharada de AOVE
- Sal

Preparación

1. Dejar en remojo las lentejas.

2. Cortar todas las verduras en cuadraditos.

3. En una olla a presión sin la tapa, calentar la cucharada de aceite de oliva y sofreír las verduras cortadas en juliana durante 5 minutos.

4. Añadir las lentejas escurridas, remover, y seguidamente incorporar sal, las dos cucharaditas de curry, la cucharadita de cúrcuma y 1 litro de agua (4 vasos).

5. Cerrar la olla y dejar cocer 15 minutos desde que empieza a soltar presión.

   *Si vas a hacer la receta con las lentejas cocida, entonces, deja que se cocinen las verduras durante 15 minutos a fuego medio. Luego añade las lentejas cocidas y las especies y agregar solo medio vaso de agua para generar algo de caldo.

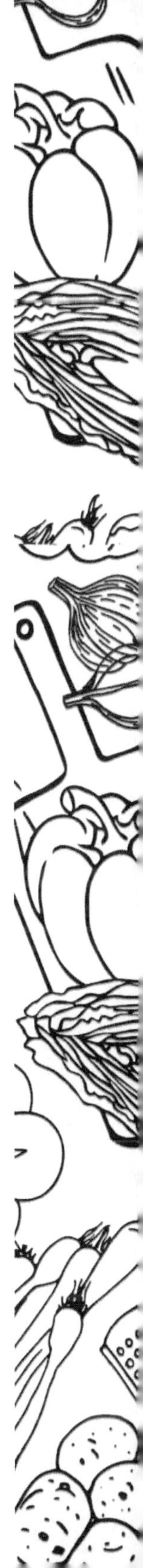

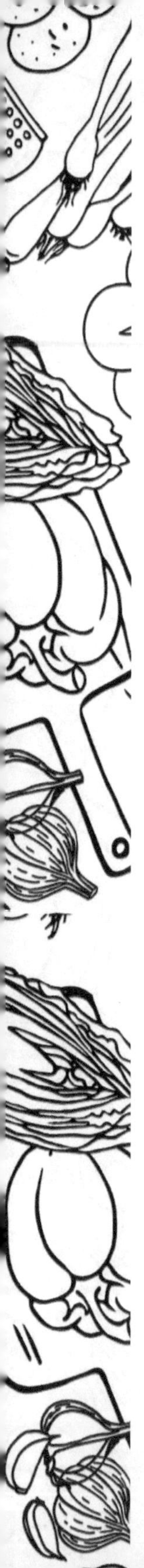

Garbanzos al ajillo

Ingredientes

- Garbanzos cocido 400 gramos

- 6 dientes de ajo

- 1 cebolla

- 1 cucharadita de comino.

- AOVE

Preparación

1. Cortar la cebolla y los ajos en cuadraditos, saltear con 2 cucharadas de AOVE durante 10 minutos.

2. Agregar los garbanzos y el comino. Rectificar de sal, y servir con un chorritos de Aove en crudo.

Curry de garbanzos fácil

Ingredientes

- 500 gramos de garbanzos cocidos
- 1 cebolla cortada en cubos pequeños
- 1 pimiento rojo en cuadritos
- Cilantro fresco
- Curry en polvo
- Lata de crema de coco

Preparación

1. Doramos la cebolla junto al pimiento en una sartén con un chorrito de AOVE, durante 10 minutos.

2. Agregar la crema de coco, el curry y la sal.

3. Añadir también los garbanzos cocido y escurridos, y cocinar durante 7 minutos más.

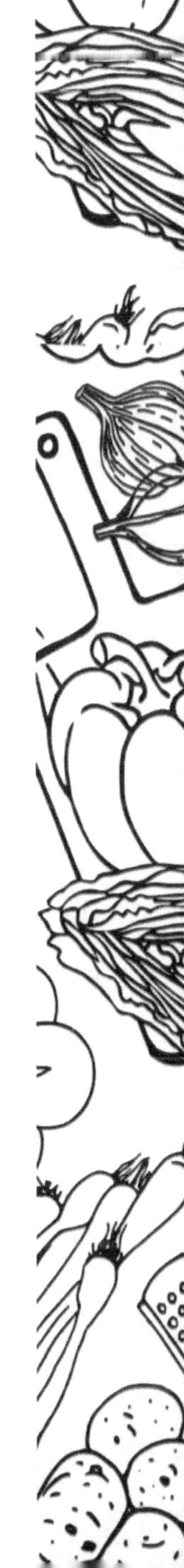

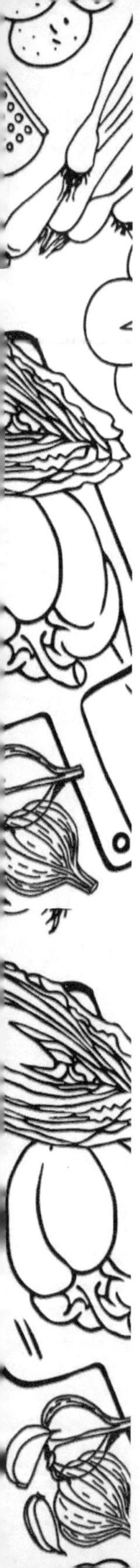

Recetas dulces con legumbres

Pastel "choco-alúbiate"

Ingredientes

- 200 g de alubia blanca cocida

- 200 g de harina de avena

- ½ taza de leche vegetal sin azúcar

- 4 cucharadas de cacao puro sin azúcar

- 2 claras de huevo(sustituibles por 50 gramos más de alubias)

- 180 g de calabacín rayado pelado

- 4 cucharadas de panela

- 1 cucharada de stevia líquida

- 1 cucharada de levadura en polvo

- 1 tableta de chocolate negro de 70% de cacao

- Aceite de oliva para untar el molde

Preparación

1. Mezclamos todos los ingredientes secos, la harina de avena, la cucharada de levadura en polvo, el cacao y la panela. Mezclamos bien.

2. Agregar las claras de huevo, las alubias previamente machacadas, la leche, el calabacín y la stevia. Lo mezclamos todo bien.

3. Vertemos la mezcla en un molde previamente engrasado, le agregamos 100 g de chocolate 70 % cacao en trozos por encima.

4. Con el horno precalentado a 180 grados, lo cocinaremos durante 25 minutos aprox.

5. Dejamos enfriar para consumir.

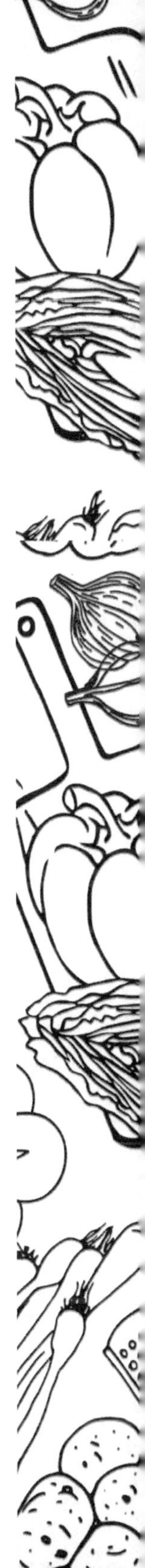

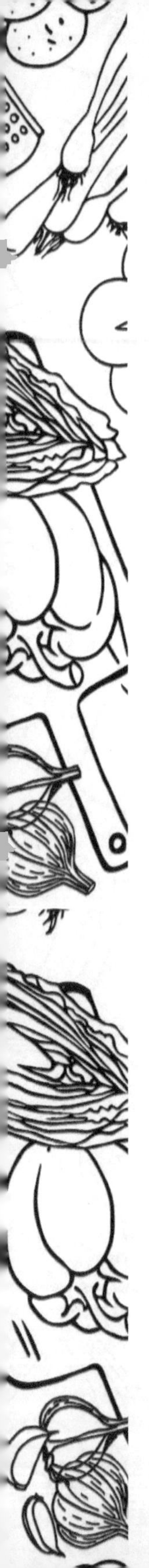

Brownie de garbanzos "sin harina"

Ingredientes

- 400 gramos de garbanzos cocidos

- 2 huevos

- 4 cucharadas de cacao en polvo sin azúcar

- 1 cucharada de stevia.

- 6 cucharadas de panela

- 150 ml de leche (vegetal o animal)

- Un puñado de nueces

- Una cucharada de levadura de bizcocho

Preparación

1. Trituramos los garbanzos, la leche y los huevos.

2. Añadimos la panela, la cucharada de stevia, el cacao y la levadura y mezclamos bien. Finalmente le añadimos las nueces picadas.

3. Lo ponemos en un molde apto para el horno forrado de papel vegetal, y lo cocinaremos con el horno a 180° C durante 35 minutos.

4. Dejaremos que repose y podremos servirlo con helado de frutos rojos.

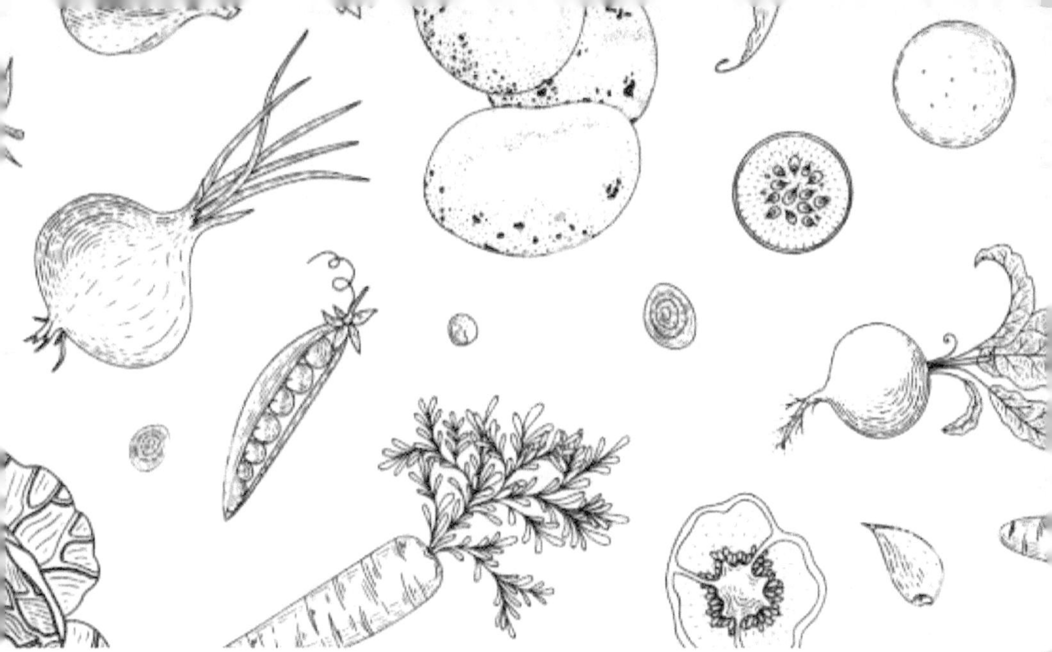

HELADOS

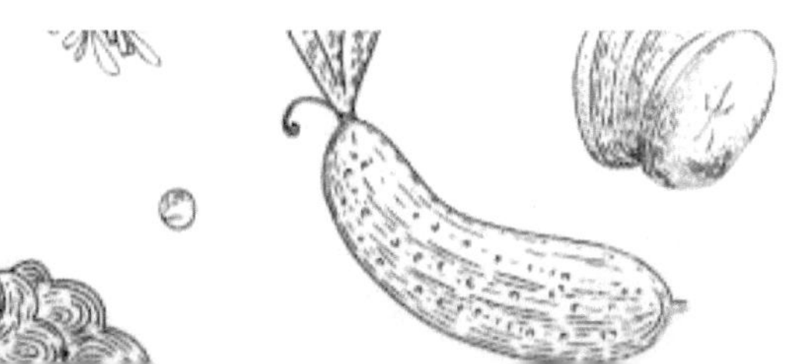

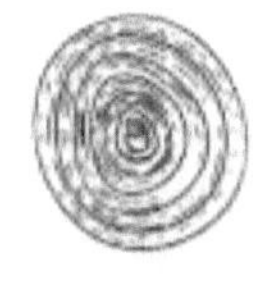

Quizás sean las recetas de helado más fáciles que hayas visto, pero déjame decirte, que son una opción ideal para sustituir los helados convencionales y cargados de azúcar y demás ingredientes nada aconsejables.

Si dispones de los ingredientes no tardaras más de 5 minutos en prepararlos. Las frutas congeladas las podéis preparar con antelación o comprarlas congeladas en cualquier supermercado.

El único inconveniente es que no se pueden congelar, son para consumo inmediato.

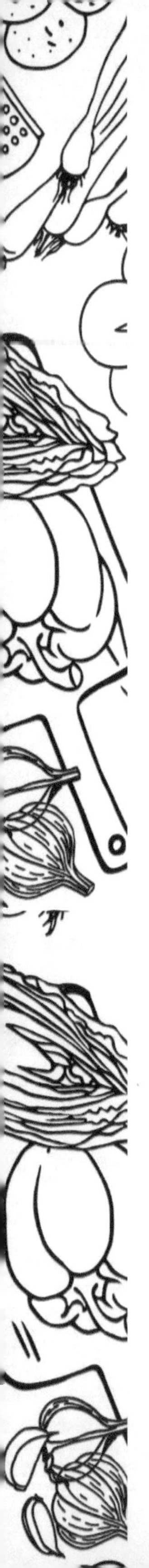

Helado de frutos rojos y plátano

Ingredientes

- 1 plátano congelado
- 250 gramos de frutos rojos congelados
- 1 chorrito de leche de almendras

Procedimiento

Triturar todo y consumir al momento

Helado de melón

Ingredientes

- 200 gramos de melón troceado y congelado
- 1 yogur natural o yogur de soja
- 5 gotitas de stevia (opcional)

Procedimiento

Triturar todo junto, hasta formar un helado cremoso. Si es necesario agregar un chorrito de leche para suavizar la mezcla.

Helado de fresas

Ingredientes

- 100 g de fresas congeladas
- 1 yogur natural
- Unas gotas de stevia

Preparación

1. Triturar la mezcla y consumir

Helado piña- colada

Ingredientes

- 300 gramos de piña congelada
- 100 ml de leche de coco enlatada sin congelar (ver los ingredientes)

Procedimiento

Triturar todo y degustar

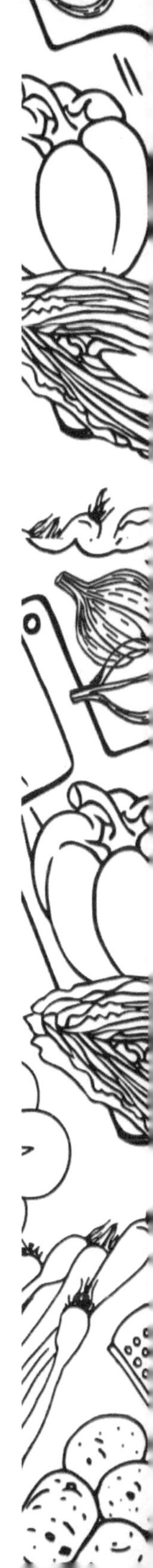

Recomendación

LA VOZ DE TU ALMA, puede decirse que ha sido el libro que ha impulsado mi vida al siguiente nivel. Encontré videos de Lain García Calvo en Youtube. Ahí comencé mi andadura con mi mentor. Primero en video, luego adquirí el libro La Voz de tu Alma. Este me hizo cambiar de forma radical mi pensamiento acerca del mundo que nos rodea. Lo hizo de manera sutil pero efectiva, causó en mi una autentica transformación.

Por eso te invito a ti querido lector, si estas interesado en abrir tu visión al mundo que te rodea, y adentrarte en esta aventura del saber y practicar lo aprendido, te invito a que adquieras el primer libro de Laín García Calvo. Es el primero de 11 volúmenes que te garantizo que revolucionarán tu vida al completo, si los lees y prácticas.

Gracias a que llego este libro a mis manos. Comencé a valorar, y perfeccionar todo lo que sabía, logré ver, cuál era mi propósito en este mundo. Mi deseo es que los niños crezcan sanos y saludables, y los padres se sientan realizados y satisfechos con su papel.

Al estar leyendo mi libro, eso indica que eres una persona con hambre. Hambre de evolucionar, de pasar al siguiente nivel en tu vida, LA VOZ DE TU ALMA de Laín García calvo, es uno de esos libros que te llevarán a conseguirlo, garantizado.

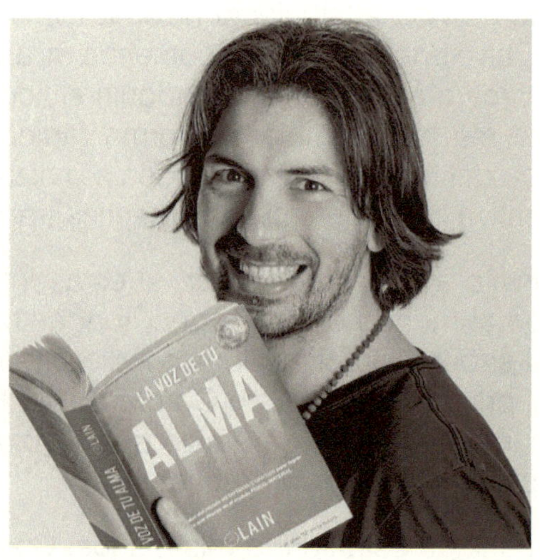

Por muchos "NO" de tu pasado hay un gran "SÍ" en tu futuro.

SÍGUEME EN MIS REDES SOCIALES

 ahlam._.essaoui

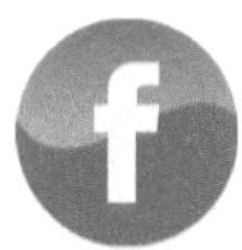 Ahlam Essaoui-Nutriéndonos en Familia

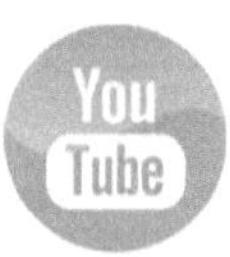 Ahlam essaoui

www.ingramcontent.com/pod-product-compliance
Lightning Source LLC
Chambersburg PA
CBHW021941120726
47992CB00001B/81